ÉTIOLOGIE ET PRONOSTIC

DE LA GLYCOSURIE

ET DU DIABÈTE

PAR

LE DOCTEUR JULES CYR

LAURÉAT DE L'ACADÉMIE DE MÉDECINE
MEMBRE DE LA SOCIÉTÉ DE MÉDECINE PRATIQUE
SECRÉTAIRE ANNUEL DE LA SOCIÉTÉ MÉDICO-PRATIQUE
MÉDECIN CONSULTANT A VICHY

MÉMOIRE RÉCOMPENSÉ PAR L'ACADÉMIE

PARIS

V.-AD. DELAHAYE ET CIE, LIBRAIRES-ÉDITEURS

PLACE DE L'ÉCOLE-DE-MÉDECINE

1879

ÉTIOLOGIE ET PRONOSTIC

DE LA GLYCOSURIE

ET DU DIABÈTE

ÉTIOLOGIE ET PRONOSTIC

DE LA GLYCOSURIE

ET DU DIABÈTE

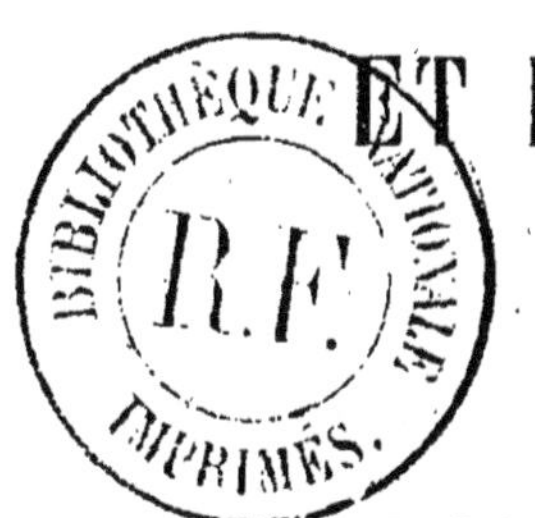

PAR

LE DOCTEUR JULES CYR

LAURÉAT DE L'ACADÉMIE DE MÉDECINE
MEMBRE DE LA SOSIÉTÉ DE MÉDECINE PRATIQUE
SECRÉTAIRE ANNUEL DE LA SOCIÉTÉ MÉDICO-PRATIQUE
MÉDECIN CONSULTANT A VICHY

MÉMOIRE RÉCOMPENSÉ PAR L'ACADÉMIE

PARIS
V.-AD. DELAHAYE ET Cie, LIBRAIRES-ÉDITEURS
PLACE DE L'ÉCOLE-DE-MÉDECINE

1879

TRAVAUX DE L'AUTEUR.

Anatomie pathologique des rétrécissements de la trachée. In-4° avec figures. J.-B. Baillière, 1866.

Traité de l'alimentation dans ses rapports avec la physiologie, la pathologie et la thérapeutique. In-8° de 576 pages. J.-B. Baillière, 1869.

De la mort subite ou très-rapide dans le diabète (*Archives de médecine*, décembre 1877 et janvier 1878; et tirage à part, in-8°. Asselin, 1878).

MURCHISON. *Leçons cliniques sur les maladies du foie*, suivies des *Leçons sur les troubles fonctionnels du foie*, traduites et annotées. Grand in-8° de 660 pages. V.-A. Delahaye, 1878.

DEMARQUAY. *Maladies chirurgicales du pénis*, ouvrage publié par les docteurs G. Voelker et J. Cyr. Grand in-8° de 640 pages, avec figures dans le texte et planches en chromo-lithographie. V.-A. Delahaye, 1877.

Paris. — Typographie A. HENNUYER, rue d'Arcet, 7.

ÉTIOLOGIE ET PRONOSTIC

DE LA GLYCOSURIE

ET DU DIABÈTE

PRÉLIMINAIRES

Avant de traiter la question posée par l'Académie, il importe de préciser le sens que j'ai entendu donner au mot *glycosurie*.

Pris dans son acception la plus simple, mais aussi la plus bornée, la glycosurie indique seulement l'émission d'urine sucrée, quelle que soit la quantité, faible ou considérable, du principe saccharin ; et c'est encore dans ce sens que l'emploient nombre de médecins, qui entendent par là ne lui donner que la valeur d'un symptôme. Toutefois, cette dénomination a été appliquée par d'autres auteurs, principalement par le professeur Bouchardat, pour désigner également le diabète sucré et le distinguer ainsi complétement du diabète insipide.

Ce n'est cependant pas tout à fait arbitrairement qu'on a employé, pour désigner le diabète, le nom du symptôme pathognomonique de cette maladie. En effet, pour certains auteurs, et pas des moins connus, la présence du sucre dans l'urine ne doit pas être considérée uniquement comme un symptôme : c'est la maladie elle-même, sinon dans toute sa puissance, du moins dans son élément essentiel; pour les auteurs auxquels je fais allusion, entre la glycosurie et le diabète il n'y a qu'une question de degré.

Bien que, dans l'état actuel de la science, il y ait lieu d'élever plus d'une objection contre cette manière de voir, il faut reconnaître que bien des faits semblent la justifier : dans tels cas, en effet, la glycosurie est restée quelque temps à l'état de symptôme isolé pour aboutir finalement au diabète; d'autres fois, le diabète est survenu d'emblée dans des circonstances qui auraient dû plutôt amener une simple glycosurie. Dans d'autres cas enfin, on voit tous les symptômes diabétiques disparaître pour ne laisser persister qu'un peu de glycosurie, seul indice que la maladie existe encore, mais avec une intensité amoindrie.

Il me paraît donc assez rationnel d'envisager le terme *glycosurie* dans son acception la plus large afin de pouvoir donner à cette étude l'étendue qu'elle comporte.

Toutefois, comme le côté purement expérimental de la question est, sous certains rapports, un peu en avance sur le côté clinique, j'aurai soin de présenter, chemin faisant, les réserves que me paraîtra nécessiter l'état encore un peu indécis de la science sur bien des points. Enfin, bien que je me sois attaché tout à l'heure à établir l'équivalence des termes *glycosurie* et *diabète* implicitement contenue dans la façon dont l'Académie a formulé le sujet du concours, je tiendrai compte, autant que possible, dans la manière de les employer, de l'opinion qui ne veut attribuer à la glycosurie que la valeur d'un symptôme.

Un mot, avant de terminer ces préliminaires, sur le plan que j'ai cru devoir adopter.

J'ai divisé mon sujet en deux parties, l'une physiologique, l'autre pathologique. Pour parler plus exactement, j'ai exposé dans une première partie les éléments étiologiques d'ordre physiologique, et dans la seconde, les éléments étiologiques fournis par l'état pathologique. Cette dernière partie a naturellement été subdivisée : ainsi j'ai examiné successivement, au point de vue spécial qui m'occupe, les divers appareils organiques où l'on a cru trouver l'origine du diabète, de même que les principales manifestations morbides d'ordre plus général qui ont pu lui donner naissance.

PREMIÈRE PARTIE

ÉTIOLOGIE

LIVRE I.

ÉLÉMENTS ÉTIOLOGIQUES D'ORDRE PHYSIOLOGIQUE.

CHAPITRE I.

HÉRÉDITÉ.

Parmi les diverses conditions étiologiques susceptibles de provoquer le diabète, il en est une qu'on doit citer avant toutes, parce qu'elle tient autant de la physiologie que de la pathologie et qu'elle est d'ordre général : je veux parler de l'hérédité.

Je n'ai pas à discuter ici la légitimité de cet élément étiologique envisagé à un point de vue élevé, au point de vue de la pathogénie générale : je dois seulement rechercher si on a constaté assez fréquemment la parenté entre des diabétiques pour pouvoir en inférer l'influence de l'hérédité comme cause prédisposante ou déterminante du diabète.

Si l'on en jugeait par l'absence complète de renseignements que présente la monographie de Trnka (1), si

(1) *De Diabete Commentarius*, Vindob., 1778.

riche pourtant de faits, eu égard à l'époque, en ce qui concerne les autres points du diabète, on pourrait croire que jusque vers la fin du dix-huitième siècle on n'a pas constaté l'hérédité de cette maladie. Il est certain cependant que l'érudit professeur a tout simplement commis un oubli, attendu que plusieurs auteurs cités par lui ont signalé cet élément étiologique. Du reste, il ne me paraît pas bien nécessaire de remonter très-haut pour élucider cette question, les auteurs modernes ou contemporains nous fournissant un contingent assez considérable de documents.

Un certain nombre d'auteurs du dernier siècle et du commencement de celui-ci ont rapporté des faits de diabète survenu chez plusieurs personnes de la même famille. Ainsi Brisbane (1) a observé un cas de diabète survenu chez un de ses parents dont le frère aîné était mort de la même maladie. Isenflamm (2) dit qu'il a connu sept descendants d'un diabétique atteints de la même affection. Blumenbach (3) a beaucoup insisté sur la transmission héréditaire du diabète. Storer a communiqué à Rollo (4) trois cas de diabète survenus dans la même famille dont le père était mort de diabète et qui avaient atteint le frère, la sœur et la fille de cette dernière. Morton (5) vit malades du diabète une fois le père et le fils et une autre fois un enfant dont les trois frères étaient morts de la même maladie. Clarke (6) a connu à Nottin-

(1) *Select Cases*, etc. London, 1772, p. 3.
(2) *De Causis præponentibus*, Erlangen, 1780.
(3) *Medicinische Bibliot.*, b[d] II, p. 126.
(4) Rollo, *Cases of Diabetes*, 2nd ed.
(5) *Phthisiologia*, lib. I, cap. VIII.
(6) *Edinburgh Medical and Surgical Journal*, 1810, p. 274.

gham une famille où, sur douze enfants, six avaient succombé au diabète. Leigh Thomas, Pierre Frank, Rollo ont rapporté d'autres faits analogues.

Plus récemment, Prout a signalé dans son premier ouvrage (1) le cas d'un jeune homme dont la mère et l'oncle étaient morts du diabète, celui d'une dame de cinquante ans dont le frère et la sœur étaient morts diabétiques, un troisième se rapportant à une jeune fille de dix ans, affectée également de diabète comme son père, et un quatrième, celui d'un individu de cinquante-quatre ans, mort du diabète également comme son père. Ces faits, et bien d'autres qu'il ne rapporte pas, ont à ce point convaincu Prout de l'hérédité du diabète que, dans un ouvrage ultérieur, il s'exprime ainsi : « La prédisposition au diabète est, à mon avis, bien plus souvent héréditaire qu'acquise ; j'ai vu des cas répétés d'une pareille tendance transmise par hérédité et constatée également par d'autres : aussi il me paraît inutile d'entrer dans des détails sur ce point (2). »

Je signalerai en passant l'opinion de Robert Willis, qui, dans son livre sur les maladies urinaires, assure qu'on a pu suivre distinctement le diabète dans plusieurs générations successives ; il ajoute même — ce qui est évidemment exagéré — que si un membre d'une famille vient à être atteint du diabète, on observera très-probablement tôt ou tard cette même maladie sur plusieurs autres membres.

Le professeur Bouchardat, à qui tous les faits précé-

(1) *An Inquiry into the Nature and Treatment of Diabetes*, London, 1825.

(2) *On Stomach and renal Diseases*, 5th ed. London, 1848, p. 33.

dents sont connus et qui en rapporte même une partie, résume son expérience personnelle de la façon suivante : « J'ai rencontré, je l'avoue, des cas assez nombreux où, sans avoir constaté par moi-même l'existence de la glycose dans les urines des ascendants de mes malades, les commémoratifs étaient assez précis pour ne me laisser aucun doute sur la réalité de la glycosurie de ces ascendants. Mais, d'un autre côté, j'ai recherché, presque toujours inutilement, la glycose dans les urines des enfants de mes malades, et particulièrement dans celles de plusieurs enfants *devenus adultes*, dont le père et la mère avaient été glycosuriques.

« J'ai été assez souvent consulté par plusieurs frères atteints les uns et les autres de glycosurie; ces cas, chaque année j'en observe, et mon attention est tellement éveillée de ce côté, que, consulté par un malade, j'ai fait découvrir la glycosurie chez son frère, qui ne soupçonnait pas en être atteint. J'ai donné mes soins à trois frères glycosuriques ; je les revois encore de temps à autre. Cependant ces faits ne suffisent pas pour décider absolument la question de l'hérédité, car ils frappent, quand ils se rencontrent, l'esprit du médecin : il faudrait compter. Je crois plutôt à la prédisposition fraternelle. Puis, ne l'oublions pas, les enfants imitent souvent les mauvaises habitudes hygiéniques de leurs parents (1). »

Que le savant professeur d'hygiène nous permette de le lui dire, il nous paraît se montrer bien difficile pour admettre franchement l'hérédité du diabète avec le contingent de faits qui lui sont personnels. Mais si

(1) *Annuaire de thérapeutique*, 1869, p. 313, et *De la glycosurie ou diabète sucré*. Paris, 1875, p. 173.

d'autres auteurs partagent encore ses hésitations, nous en trouverons pour qui l'hérédité diabétique est une chose indiscutable. Je continue donc ma revue des auteurs, bien que cette énumération de faits identiques, cette citation continue de textes, ne laisse pas que d'être fort ingrate. Mais comme la multiplicité des faits peut seule prouver le point en litige, puisqu'« il faut compter », il ne faut pas se laisser arrêter par un peu de monotonie dans l'exposition.

Mosler (1) a eu une malade dont le père, la mère et deux sœurs moururent du diabète, et trois semaines après qu'elle fut venue à l'hôpital, son fils, âgé de quinze ans, y venait également pour la même maladie. Ce fait est évidemment un des plus remarquables et des plus probants qu'on ait observé. Alquié (de Vichy) a donné ses soins pendant vingt ans, pour le diabète, à une dame octogénaire dont le fils, âgé de cinquante ans, était diabétique (2). Marchal (de Calvi), à qui l'ancien médecin inspecteur de Vichy a communiqué le fait, rapporte lui-même, dans son livre, plusieurs exemples d'hérédité diabétique la plus manifeste. Griesinger, dans ses études sur le diabète (3), ne signale l'influence héréditaire que 5 fois, ce qui est peu, j'en conviens, pour un total de 225 cas, et Andral, de son côté, dans le remarquable résumé de sa pratique sur cette maladie (4), 2 fois sur 84 cas, proportion sensiblement égale à celle de Griesinger. Mialhe (5) dit avoir observé le diabète chez un

(1) *The British Med. Journ.*, 31 déc. 1864.
(2) Marchal, *Recherches sur les accidents diabétiques*, p. 202.
(3) *Archiv f. Physiol. Heilkun.*, 1859, 1860 et 1862.
(4) *Comptes rendus de l'Académie des sciences*, 5 avril 1875.
(5) Fauconneau-Dufresne, *Guide du diabétique*, p. 34.

frère et une sœur, ainsi que chez leur cousin germain, chez un père et sa fille. L'opinion de Cantani, qui a publié un livre si intéressant, est à citer. Après avoir rappelé quatre observations qui lui sont personnelles, et dans lesquelles l'hérédité est manifeste, il ajoute : « J'accorde volontiers que le diagnostic du diabète sucré n'était que rarement établi, il y a quelques années, par nos médecins de province, et il m'arrive souvent de voir en consultation des phthisiques moribonds qui ont du sucre dans les urines, qui sont amaigris et polyuriques depuis des années, sans que l'on ait pensé au diabète. Malgré tout cela, il me paraît indubitable que l'hérédité directe et la disposition directe dans une famille ne peuvent que rarement être démontrées. Cependant, on ne doit pas exclure *la possibilité d'une disposition au diabète préparée dès longtemps dans les familles*, car l'appauvrissement organique, ou l'affaiblissement constitutionnel progressif, se transmettant de génération en génération, amènent aussi l'affaiblissement de l'organe chargé de transformer utilement le sucre, son épuisement facile et, par conséquent, le diabète (1). »

Il est évident pour moi, et cette dernière phrase de Cantani le montre suffisamment, que ce qui empêche l'auteur italien de donner une plus large place à l'hérédité dans l'étiologie du diabète, c'est sa théorie elle-même, où l'alimentation joue un rôle prépondérant dans la pathogénie de cette affection. J'aurai encore l'occasion de revenir sur cette idée ; mais je tiens dès maintenant à faire remarquer que Cantani, comme tous les auteurs

(1) *Le Diabète sucré*, etc., trad. par Charvet, p. 296.

qui ont créé une théorie, subordonne un peu trop les faits à ses vues et leur donne une interprétation qui n'est peut-être pas toujours rigoureusement exacte. On peut du reste se contenter des termes dans lesquels le savant professeur de Naples parle de l'hérédité diabétique et qui, avec les commentaires dont il les accompagne, la mettent sur le même pied d'évidence que l'hérédité tuberculeuse, cancéreuse ou autre.

M. Howship Dickinson, auteur d'un ouvrage qui se distingue surtout par les nombreuses recherches personnelles de l'auteur, écrit ce qui suit à propos des causes du diabète : « Parmi les circonstances qui déterminent la manifestation du diabète, l'influence héréditaire est une des plus fréquemment évidentes. Qu'on la considère comme déterminante ou bien prédisposante, il est certain que cette cause est efficace sans l'intervention d'aucune autre. Tous ceux qui ont écrit sur le diabète reconnaissent et la plupart des praticiens ont constaté sa tendance à se transmettre dans les familles.

« Sir Henry Marsh rappelle un cas (1) qu'il n'a pas, toutefois, observé lui-même, dans lequel le diabète s'est transmis de père en fils jusqu'à la quatrième génération.

« Il arrive souvent que la maladie frappe deux générations successives, soit de père ou mère aux enfants, soit qu'elle passe au neveu ou à la nièce de la personne primitivement atteinte..... J'ai donné mes soins à un jeune garçon pour un diabète dont il mourut à dix-huit ans : trois ans après sa mort, son père venait me trouver ; il avait été pris récemment de la même affection.

(1) *Dublin Quarterly Journ.*, 1854, p. 17.

« Il est fréquent également d'observer le diabète sur plusieurs personnes de la même génération. Sir Thomas Watson a vu diabétiques deux frères et leur sœur. Deux sœurs, dont l'une était ma cliente, furent simultanément prises du diabète, l'une à seize ans, l'autre à vingt-quatre (1). »

Bien que M. Howship Dickinson admette sans restriction l'hérédité du diabète, il n'en fait pas moins remarquer que les cas où on l'a constatée sont rares, relativement à ceux où l'on n'a pu la découvrir. Ainsi, sur 29 cas de mort par le diabète survenus à l'hôpital Saint-Georges, l'influence héréditaire ou la tendance de famille n'existait que dans 2 cas.

Bence Jones, qui s'est beaucoup occupé du diabète, et auquel on doit, entre autres publications, un mémoire très-important sur le *Diabète intermittent*, admet l'hérédité de la façon la plus large. « Qu'un mode d'action chimique se transmette d'un parent à un enfant, ou que plusieurs enfants d'une même famille perdent le pouvoir de transformer le sucre en acide carbonique ou en eau, ce sont là des exemples de cette loi en vertu de laquelle le semblable engendre le semblable..... Un cordonnier, âgé de cinquante et un ans, était à l'hôpital Saint-Georges pour un diabète dont il était atteint depuis quatre ans. De ses deux filles, l'aînée, âgée de douze ans, était bien portante, l'autre, âgée de cinq ans, était affectée de diabète depuis six mois; elle mourut avant son père.

« Je fus consulté pour un enfant chez lequel on soupçonnait le diabète, et dont la sœur était morte à sept ans

(1) *Diseases of the Kidney*, pars I, *Diabetes*, p. 73, 74.

du diabète, après deux ans de maladie. Une autre sœur mourut à quatre ans et demi de la même affection, et un frère encore succomba au diabète à l'âge de quinze ans, après trois ans de maladie. Dans aucun de ces trois cas, l'autopsie ne fit découvrir de lésions tuberculeuses.

« S'il y a donc du diabète dans une famille, on pourra apprécier l'état constitutionnel d'un malade en s'enquérant de l'intensité du diabète chez les autres membres de la famille : parfois on n'hérite que d'une très-légère prédisposition à la maladie.

« J'ai soigné trois frères, tous ecclésiastiques, dont l'aîné mourut à soixante-quatorze ans ; le second a actuellement soixante-huit ans, et l'autre, un ou deux ans de moins. Tous les trois ont eu des attaques de diabète intermittent. Chez l'aîné, je trouvai du sucre dans les urines treize ans avant sa mort. Chez le second, c'est Prout qui constata la glycosurie il y a seize ans ; il se porte bien maintenant, mais il a de temps en temps du sucre dans les urines. Je découvris du sucre chez le troisième, il y a huit ou neuf ans : il est actuellement, je crois, en bonne santé.

« Ce cas prouve que, accidentellement, la disposition héréditaire peut ne donner lieu qu'à une forme très-légère de diabète (1). »

Seegen est un des auteurs qui ont apporté le plus de faits relatifs à l'hérédité diabétique. Sa statistique porte sur 140 observations, toutes consignées dans son livre. « Dans huit cas, le père ou la mère étaient diabétiques. Dans un cas, le père était atteint du diabète insipide.

(1) *Lectures on Pathol. and Therap.*, London, 1867, p. 53 et 54.

Dans dix cas, le diabète avait frappé des frères et sœurs; et dans quatre de ces cas, le père ou la mère et un ou plusieurs frères ou sœurs étaient morts du diabète. J'ai donné mes soins à un jeune Anglais dont la sœur était morte diabétique. L'année suivante, le père du jeune homme vint à Carlsbad pour le diabète également. Le fils mourut après une courte maladie, et le diabète persista chez le père à un degré modéré.

« Dans un cas, le neveu d'un diabétique est mort de la même maladie (1). »

Schmitz a constaté une influence héréditaire dans 22 cas sur 104 qu'il a observés (2).

Enfin, je n'aurais garde, en pareille matière, d'omettre l'opinion du docteur Pavy, à qui une pratique spéciale très-étendue donne beaucoup d'autorité dans toutes les questions qui se rattachent au diabète. Voici ce qu'il dit touchant le point qui m'occupe en ce moment :

« Quelle que soit la cause déterminante immédiate, il est tout à fait certain que l'hérédité peut transmettre une prédisposition au diabète. J'ai observé bon nombre de cas dans lesquels la maladie coïncidait avec une prédisposition de famille.

« Ainsi, je vois de temps en temps un diabétique âgé de soixante-huit ans, qui habite Huddersfield : sa famille se compose de sept personnes sur lesquelles, outre lui-même, deux sœurs et un frère ont été atteints de cette maladie.

« Un jeune homme de vingt-trois ans environ, qui vint me consulter pour un diabète à sa dernière période,

(1) *Der Diabetes mellitus*, 2 Aufl. 1875, p. 63 et 64.

(2) *Berlin. klin. Wochensch.*, 1874.

et dont il mourut quelques semaines après, me raconta que son père et une tante étaient morts de cette maladie.

« Un ancien procureur à la Trésorerie succomba au diabète il y a un ou deux ans. Mon voisin, le docteur Reynolds, un de ses parents, m'apprend qu'une fille de sa première femme est morte à vingt-deux ans du diabète, à une époque où son père n'était pas encore malade. Quelques années plus tard, il fut en proie à une grande anxiété et astreint à un dur labeur intellectuel, c'est-à-dire tout le temps que dura la fameuse affaire Palmer, où il était partie poursuivante. Une fille de sa seconde femme est maintenant diabétique à l'âge de vingt et un ans.

« J'ai vu en février dernier un client affecté du diabète depuis quatre ans. Neuf ans avant le début de son affection, il avait perdu un fils âgé de vingt-trois ans, mort du diabète après une courte maladie.

« J'ai donné mes soins pendant environ une couple d'années à un ecclésiastique âgé de trente ans, dont le frère aîné a été atteint également de la même maladie.

« Un confrère m'écrivait, en octobre dernier, pour avoir mon avis sur un cas de diabète. Son malade rendait par jour de 10 à 15 litres d'urine ayant une densité de 1045 et chargée de sucre ; deux de ses frères étaient déjà morts du diabète.

« J'ai eu pendant peu de temps dans mon service, à Guy's Hospital, pendant le printemps de 1864, un garçon de treize ans, du Lincolnshire. En mai 1865, je reçus une lettre du père, m'annonçant que son enfant était mort durant l'automne et me manifestant ses craintes au sujet de sa fille, âgée de neuf ans, qu'il croyait atteinte de la même maladie. Je me fis adresser un échantillon de l'urine de cette enfant et m'assurai que les craintes du père n'étaient que trop fondées.

« Je me suis trouvé en consultation, à Tunbridge, avec un confrère dont le fils, un collégien, fut atteint d'un diabète à forme très-intense qui l'emporta en quelques semaines. Peu de temps après, le père mourait d'une autre maladie, et dans l'espace d'une année, la mère, qui n'avait jamais éprouvé le moindre symptôme de diabète, m'écrivit pour me dire qu'elle commençait à ressentir ce que son fils avait eu, et que par suite elle craignait fort d'être affectée de la même maladie. Quoique pensant que sa supposition pouvait n'être que le résultat d'une alarme sans fondement, je la priai de venir me trouver pour m'assurer de ce qu'il en était. L'examen de la malade démontra qu'elle était bien réellement diabétique (1). »

L'énumération que je viens de faire des cas de diabète chez des consanguins est, quoique fort longue, très-incomplète, et j'aurais pu grossir considérablement ce relevé. Je crois cependant que, tel qu'il est, et appuyé par les auteurs les plus compétents, il est de nature à frapper suffisamment et à faire admettre l'hérédité du diabète. Je ne dois pas néanmoins passer sous silence qu'on a présenté des objections assez sérieuses qui pourraient diminuer beaucoup la portée des faits que j'ai cités.

On a dit, avec quelque apparence de raison, que les

(1) *On Diabetes*, etc., 2nd ed., p. 198 à 200.

membres d'une même famille ayant souvent les mêmes habitudes, le même genre de vie, et surtout la même nourriture, étaient par là susceptibles de contracter le diabète, sans qu'il y ait lieu d'invoquer l'hérédité. Il est certain que lorsqu'il s'agit d'une affection dans la pathogénie de laquelle ces conditions hygiéniques jouent un rôle assez important, l'objection que je viens de signaler mérite qu'on s'y arrête.

Je ne conteste nullement que les habitudes sédentaires, l'abus du thé, des gâteaux, des légumes farineux, des plats sucrés, etc., ne disposent les personnes qui s'y livrent à devenir diabétiques, et même puissent peut-être les rendre diabétiques sans qu'il y ait de prédisposition à cette maladie; mais, dans ce dernier cas, c'est-à-dire s'il n'y a pas de prédisposition, outre que le diabète d'origine strictement alimentaire est assez rare, il est généralement bénin, ne survient guère qu'assez tard, ou tout au moins en plein âge mûr et il a une tendance très-marquée à durer en quelque sorte indéfiniment sans que sa gravité en soit augmentée. Or, tout autre est l'allure du diabète héréditaire. Si en effet on étudie avec soin toutes les circonstances signalées dans les cas où l'hérédité pouvait légitimement être mise en cause, on remarquera que ce diabète se manifeste généralement de bonne heure, ce qui est le contraire lorsque la maladie survient sous l'influence des conditions étiologiques dont je parlais tout à l'heure (genre de vie, nourriture, habitudes), qu'il est plus rapide dans son évolution et ordinairement aussi plus intense. Ces trois caractères, mais surtout les deux premiers, seront, pour quiconque voudra y regarder de très-près, d'un grand poids pour faire admettre sans conteste l'hérédité du diabète.

En réalité, d'ailleurs, personne ne la nie absolument : mais on la croit beaucoup moins fréquente qu'elle ne l'est. « L'influence héréditaire, dit M. le professeur Jaccoud, a été contestée ; elle n'est pourtant pas douteuse ; j'en trouve cinq exemples probants dans le tableau de Griesinger, Seegen en a vu d'autres qui ne semblent donner prise à aucune objection ; enfin Jordao, Guimaraës, Marchal, Wagner, Alquié, Mialhe ont observé antérieurement des faits qui ne permettent pas de nier l'action de l'hérédité. Cette origine du diabète est d'ailleurs assez rare, plus rare même qu'on devait s'y attendre *à priori*, puisqu'il s'agit d'une maladie bien nettement constitutionnelle (1). »

Je crois qu'après les nombreux faits que j'ai cités, sans compter ceux plus nombreux que je n'ai pas relevés pour éviter trop de monotonie, on admettra sans peine que l'hérédité diabétique ne se manifeste pas aussi rarement qu'on pourrait le croire. Quant à sa réalité, j'ai dit plus haut que personne ne la nie absolument. Toutefois, M. Picot (de Tours), qui dans un remarquable ouvrage, paru récemment, a consacré un long article au diabète, ne l'accepte pas trop volontiers. Mais quand il demande « que la transmission héréditaire du diabète soit établie au même titre par exemple que dans la tuberculose ou le cancer » (2), le professeur de l'Ecole de Tours ne tient sans doute pas assez compte que la maladie dont nous nous occupons est, en somme, rela-

(1) *Nouveau Dictionnaire de médecine et de chirurgie pratiques*, t. XI, p. 296.

(2) *Les Grands Processus morbides*, t. II, p. 112.

tivement rare, ou, dans tous les cas, d'une fréquence à aucun degré comparable avec celle des deux autres diathèses, qu'elle n'est connue que depuis une époque assez récente, que dans bien des cas les malades ne s'aperçoivent pas de son existence et ne peuvent dès lors fournir de renseignements à ce sujet; enfin qu'elle a dû être très-souvent et qu'elle est encore maintes fois méconnue du médecin lui-même.

Elargissons un peu maintenant le cercle d'action de l'hérédité diabétique.

Dans l'étude de cet élément étiologique, la plupart des auteurs se sont bornés à rechercher l'hérédité directe, je veux dire à constater la présence ou l'absence du diabète chez les consanguins. Mais, étant données les relations pathologiques étroites qui existent entre le diabète et d'autres affections constitutionnelles, la goutte et la gravelle par exemple, il est évident qu'on peut à bon droit considérer comme transmis par hérédité tel et tel cas — je ne dis pas tous — de diabète survenant chez des sujets dont les ascendants ont été atteints des maladies susnommées. Si l'on voulait rechercher avec soin chez les ascendants de diabétiques, non plus seulement la gravelle ou la goutte, mais toutes les manifestations possibles de la diathèse urique, nul doute que le champ de l'hérédité ne s'élargît bien davantage. Mais on pourrait me reprocher de forcer un peu la note et de voir trop facilement des manifestations de la diathèse urique. Marchal (de Calvi) a, du reste, fourni quantité d'exemples de ce genre, et en admettant même qu'un certain nombre soient contestables, il en resterait bien assez pour faire ressortir ce côté particulier de l'hérédité diabétique que j'essaye de mettre en relief. Je ne veux pas rapporter ces faits et recommencer ainsi une énumération fatigante, mais j'emprunterai à une autre source un exemple moins connu. Le professeur Charcot, à propos des rapports entre la goutte et le diabète, et après avoir fait remarquer qu'on voit un père goutteux, diabétique et phthisique engendrer un fils goutteux (Billard de Corbigny), ou bien un père diabétique avoir un fils goutteux (observation personnelle), dit avoir observé un père dont trois fils ont été affectés : le premier de gravelle, le second de diabète, le troisième de goutte et de phthisie et une fille atteinte de gravelle. « On pourrait aisément, ajoute le savant professeur, multiplier les exemples de ce genre, mais je crois en avoir assez dit pour montrer qu'il existe une corrélation réglée par des lois encore inconnues entre la diathèse urique, le diabète et la goutte (1). »

L'hérédité diabétique, dans les conditions pathologiques que je viens d'indiquer, ne rencontrera pas, je crois, de bien sérieuses objections. Mais certains auteurs sont allés plus loin : la goutte, la gravelle et le diabète s'engendrent mutuellement, personne n'y contredit ; n'en serait-il pas de même de la phthisie, de la scrofule, du cancer, comme sources du diabète ? Ici on me paraît aller trop loin, et quelque large qu'on soit dans la manière de comprendre l'évolution et la transformation des maladies, on ne saurait, sans sortir du domaine de l'observation stricte, étendre ainsi en quelque sorte à l'infini le champ de l'hérédité morbide. Peut-être pour-

(1) *Leçons sur les maladies des vieillards*, 1868, p. 101 et 103.

rait-on être moins réservé à l'égard des affections nerveuses. En effet, en compulsant les faits de diabète à ce point de vue spécial, on trouve un nombre assez notable de cas où l'on a constaté chez quelque ascendant une affection du système nerveux (épilepsie, folie, etc.). Seegen, qui a rencontré un certain nombre de diabétiques avec de pareils antécédents, admet volontiers une influence héréditaire (1).

Bien entendu, je n'ai pas la prétention de trancher le débat, d'autant plus qu'il n'y a pas encore assez de documents réunis pour qu'on puisse être convenablement édifié là-dessus ; mais le rôle prédominant joué par le système nerveux dans l'étiologie du diabète est un argument d'un grand poids en faveur de l'hérédité *cérébrale* du diabète.

(1) J'ai eu occasion de donner des soins, à Vichy, à un monsieur d'une quarantaine d'années, qui m'avait été adressé par le professeur Charcot et qui était diabétique depuis une douzaine d'années. En recherchant la cause de sa maladie, je n'ai pu trouver aucun élément étiologique sérieux, sauf que son père était épileptique

CHAPITRE II.

TEMPÉRAMENT, CONSTITUTION, OBÉSITÉ.

Y a-t-il un tempérament qui puisse être considéré comme une cause prédisposante de diabète? Je ne le crois pas. La seule statistique qui ait été publiée à ce sujet et qu'on doit au docteur Fauconneau-Dufresne (1) ne nous apprend rien de bien précis sur cette question, pas plus que ce qu'on trouve dans les anciens auteurs.

Il n'en est pas de même de la constitution. La plupart des observateurs s'accordent pour reconnaître que l'on rencontre le diabète plutôt chez les gens doués d'une constitution obèse que chez les autres individus. Sur cent diabétiques, Seegen a noté trente personnes affectées d'obésité. K. Zimmer, sur soixante-deux diabétiques observés par lui, a constaté dix-huit fois une obésité prononcée, et dans la plupart de ces cas, il n'a pu assigner d'autre cause au diabète (2). Prout, Bence Jones, Marchal (de Calvi) ont aussi maintes fois remarqué l'association de l'obésité et du diabète, et dans tous ces cas naturellement la polysarcie a précédé la glycosurie.

On pourrait chercher la relation pathogénique entre ces deux états dans l'insuffisance des combustions organiques, grâce à laquelle le sucre traverse l'économie sans subir ses transformations normales. L'obésité pourrait agir encore, dans la production de la glycosurie, d'une

(1) *Op. cit.*, p. 33.
(2) *Der Diabetes mellitus*, 1 Heft. Leipzig, 1871, p. 94.

façon mécanique : en effet, la surcharge graisseuse, en comprimant le foie, en même temps qu'elle y détermine une certaine hypérémie, peut aussi provoquer l'issue hors de cet organe d'une plus grande quantité de glycogène. Enfin, l'obésité favorise éminemment, on le sait, le développement de la diathèse urique, dont le diabète peut, à bon droit, être considéré comme une des manifestations.

Je ferai encore remarquer que les gens obèses ont généralement la poitrine très-courte. Petit, l'ancien médecin inspecteur de Vichy, avait très-souvent vérifié ce fait chez les diabétiques (1). Je n'insiste pas sur les conséquences qui en découlent tout naturellement, besoin moindre de mouvement, diminution dans la quantité d'oxygène absorbé, combustions moins actives, etc., etc. Sans faire jouer aux combustions un rôle trop important dans la physiologie pathologique du diabète, il est certain cependant que le plus ou moins d'énergie des phénomènes chimiques qui s'opèrent dans l'organisme a une certaine influence sur le processus glycogénique.

Quoi qu'il en soit des idées théoriques qui précèdent, et sans diminuer la part légitime qui revient à l'obésité dans l'étiologie du diabète, on peut faire remarquer que, dans un certain nombre de cas, la première n'a pas donné naissance au second, qu'il y a eu simple coïncidence, ou plutôt que les conditions hygiéniques qui amènent la première sont en même temps de nature à aider puissamment au second. Je n'insiste pas pour le moment sur ces conditions à propos desquelles j'aurai

(1) *Union médicale*, 1854.

plus tard quelques développements à fournir ; mais enfin il est évident que si les excès de table, l'abus des farineux et des plats sucrés, l'abus des boissons de quelque nature qu'elles soient, le défaut d'exercice, etc., sont des causes très-efficaces d'obésité, ils sont encore susceptibles de favoriser la production du diabète et par conséquent y prédisposent incontestablement.

Il est à remarquer d'ailleurs que l'on voit dans les familles, et cela pas très-rarement, l'obésité héréditaire coïncider avec le diabète héréditaire, ou la goutte, ou la gravelle. Un cas des plus remarquables en ce genre est celui que rapporte le professeur Charcot (1) et qu'il résume dans le tableau suivant :

Père, brasseur, distillateur.	»	»	Colosse.	Diabète.	Mort phthisique à 48 ans.
Mère	Lymphatique.	Sciatique.	»	»	»
1er fils, brasseur.	Scrofule, kératite.	Rhumatisme articulaire.	Obésité.	Diabète à 50 ans.	Vit encore (60 ans).
2e fils, brasseur.	»	Goutte à 25 ans.	Obésité à 35 ans.	Diabète.	Mort dans le délire.
3e fils	Lymphatique.	Goutte à 30 ans.	Obésité.	Diabète.	Mort d'un accident.
4e fils, habitudes alcooliques.	»	»	Obésité.	»	Mort d'une cirrhose
5e fils.	Kératite.	Goutte.	Obésité à 35 ans.	Diabète.	Mort phthisique à 48 ans.
Une fille.	»	Goutte.	Obésité.	»	Vit encore.
Une fille de celle-ci.	»	Goutte.	Obésité.	»	Vit encore.

(1) *Op. cit.*, p. 102.

CHAPITRE III.

AGE.

On ne peut pas dire qu'il y ait un âge précis qui prédispose au diabète ; mais il est bien certain cependant que cette affection se rencontre incomparablement plus souvent à la période moyenne de la vie que dans l'enfance ou la vieillesse. Si maintenant on veut savoir à quel âge on constate le plus de diabétiques, sans exception de sexe, ce n'est pas à un seul auteur, quelque étendue qu'ait été sa pratique, qu'il faut le demander, attendu que le chiffre donné par l'un ne correspond pas à la moyenne d'un autre, ce qui tient à ce que l'un aura relevé ses cas principalement dans les hôpitaux, tandis que l'autre aura recueilli la plupart de ses observations dans la classe riche ou aisée. Mais si, au lieu de consulter la statistique soit de Griesinger, soit de Durand-Fardel, soit de Seegen, etc., on réunit tous ces résultats pour prendre une moyenne générale, on arrive à obtenir un nombre de faits assez imposant pour que la moyenne qui en résulte soit approximativement assez exacte.

Voici donc, sur un total de 990 observations, comment les cas se sont répartis suivant l'âge :

	ANDRAL.	BARDSLEY.	CANTANI.	CHRISTIE.	DICKINSON.	DURAND-FARDEL.	FOSTER.	GRIESINGER.	SEEGEN.	TOTAL.
0 à 10 ans.....	2	»	1	»	1	»	»	6	»	10
10 à 20 ans.....	3	»	9	»	3	9	1	36	5	66
20 à 30 ans.....	12	3	11	»	6	7	7	56	23	125
30 à 40 ans.....	20	5	41	4	10	26	4	60	21	191
40 à 50 ans.....	20	4	52	5	6	73	3	36	33	232
50 à 60 ans.....	13	2	38	2	2	109	2	14	43	225
60 à 70 ans.....	12	»	14	»	»	77	»	7	14	124
Au-dessus de 70..	2	»	2	»	1	9	»	2	1	17
TOTAL.....	84	14	168	11	29	310	17	217	140	990

On voit donc que c'est entre quarante et cinquante ans que l'on observe le plus de cas de diabète ; mais c'est là une moyenne générale tout simplement, car si l'on voulait préciser davantage les résultats que donne la statistique, on remarquerait que ce chiffre ne s'applique pas également aux deux sexes : l'âge où l'on rencontre le plus de diabétiques du sexe mâle est entre quarante-cinq et cinquante-cinq ans, tandis que pour les femmes il est plutôt entre trente-cinq et quarante-cinq, si même il n'est entre trente et quarante. Relativement à ce dernier point, le professeur Bouchardat a une opinion différente : pour lui, l'âge de la ménopause est la période de la plus grande fréquence de la glycosurie chez la femme. Quelque plausible qu'elle paraisse, cette assertion me paraît inexacte. Il se peut que l'auteur en question ait constaté cela dans sa pratique ; mais presque toutes les statistiques, les plus considérables dans tous les cas, lui donneraient tort. En consultant, en effet, la statistique générale des décès pour la Grande-Bretagne pendant les deux périodes décennales 1850 à 1860 et 1860 à 1870 je trouve que, dans l'espace de ces vingt années, le diabète a amené la mort de 2954 personnes du sexe féminin. Sur ce total, 492 ont succombé entre quinze et vingt ans, 650 entre vingt-cinq et trente-cinq, 645 entre trente-cinq et quarante-cinq, 599 entre quarante-cinq et cinquante-cinq et enfin 568 entre cinquante-cinq et soixante-cinq ans (1). Le chiffre le plus fort des décès est donc entre vingt-cinq et trente-cinq, et si l'on remarque qu'il s'agit là de décès et que la maladie a dû frapper bien plus tôt, on verra que tout à l'heure j'étais probablement au-dessous de la réalité en fixant l'âge de la plus grande fréquence du diabète chez la femme entre trente et quarante; dans tous les cas, je n'exagérais pas.

Pour en revenir à la moyenne générale que j'avais essayé de déduire des statistiques, j'ajouterai que l'âge n'a évidemment par lui-même aucune influence sur la production du diabète. Si l'on observe cette affection plus souvent entre quarante-cinq et cinquante-cinq ans, chez l'homme, qu'à toute autre période de la vie, c'est que c'est l'âge où, chez la majorité des individus, « l'on commence à moins prendre d'exercice, en continuant à manger autant et souvent plus qu'à l'époque où l'on dépensait beaucoup de force;... où la spirométrie indique une diminution progressive dans la quantité d'air introduit à chaque inspiration » (2); l'âge aussi, pourrait-on ajouter, où l'on est près d'arriver à la position ambitionnée, mais où l'on a souvent aussi les charges les plus lourdes, les soucis les plus tenaces, les préoccu-

(1) J'ai obtenu les chiffres que j'indique en combinant les deux statistiques que donnent W. Roberts et Dickinson, chacun pour une période décennale.

(2) Bouchardat, *De la glycosurie ou diabète sucré*, 1875, p. 178.

pations les plus vives, toutes circonstances qui, en agissant puissamment sur le système nerveux, favorisent l'invasion du diabète.

Cette étude de l'âge dans le diabète serait susceptible de développements plus longs et plus intéressants, principalement au point de vue de l'enfance ; mais n'ayant à l'envisager ici que dans ses rapports étiologiques, je craindrais de sortir des limites de mon sujet. J'aurai d'ailleurs l'occasion de revenir sur cette question lorsque je traiterai du pronostic.

CHAPITRE IV.

SEXE.

La question de l'influence étiologique du sexe ne comporte pas plus de développements que la précédente. Tous les auteurs sont d'accord pour admettre que le diabète est beaucoup plus fréquent chez l'homme que chez la femme. Si l'on s'en tenait aux auteurs qui ont fourni le tableau statistique du chapitre précédent, le diabète s'observerait trois fois plus souvent chez l'homme que chez la femme. Mais en consultant les relevés des décès constatés en Angleterre de 1850 à 1870 que je citais tout à l'heure, on voit que, sur 11 042 cas de mort par cette maladie, il y a eu 3737 femmes et 7305 hommes, ce qui ne fait plus qu'une proportion double pour ces derniers.

La raison de la plus grande fréquence du diabète chez l'homme tient évidemment au genre de vie et au rôle social qui lui sont dévolus : excès de table avec travail insuffisant, nourriture insuffisante avec excès de travail, soucis prolongés d'affaires ou d'argent, émotions et fatigues de la vie politique, etc., toutes ces circonstances et bien d'autres analogues, à peu près exclusives à l'homme, rendent parfaitement compte de sa plus grande disposition à contracter le diabète.

La femme a cependant plusieurs conditions spéciales qui constituent pour elle une disposition marquée au diabète, ne serait-ce que par la glycosurie qu'elles peuvent déterminer : je veux parler de la ménopause, de la grossesse, mais surtout de la lactation, dont la suppression amène une glycosurie au moins passagère (1). Je ne fais que signaler le fait en passant, car j'aurai à y revenir avec plus de détails un peu plus loin.

(1) C'est là que la distinction entre la glycosurie et le diabète a son importance, car on voit combien serait changée la proportion de fréquence établie plus haut, si l'on tenait compte de la glycosurie des femmes grosses et des nourrices dans la statistique, par rapport au sexe.

CHAPITRE V.

CONDITIONS CLIMATÉRIQUES.

Le climat a-t-il une influence réelle sur la production du diabète? Cette question est une des plus obscures parmi toutes celles qui se rapportent au diabète, sur lequel pèsent encore tant d'éléments d'incertitude. Comment, en effet, avoir des documents exacts sur des pays où la médecine est assez négligée comme science, et où, d'ailleurs, bien des circonstances s'opposent à ce qu'elle puisse réunir des données positives?

Je vais donc commencer par exposer les notions les moins contestables que possède la science sur ce point : il sera ensuite peut-être aisé de voir ce qu'on peut attribuer à l'influence climatérique.

L'Angleterre paraît être le pays où le diabète est observé le plus souvent. On peut même dire qu'il y a toujours été relativement assez fréquent, du moins à en juger par la littérature médicale. Que l'on compare en effet la quantité de documents fournis par la médecine anglaise pendant la période comprise entre 1650 et l'époque actuelle avec celle de n'importe quel autre pays, et l'on verra quelle différence en faveur de l'Angleterre! Si l'on n'avait pas de documents statistiques officiels, le renseignement suivant fourni par Robert Willis donnerait une idée de cette fréquence : le docteur Babington lui apprit que pendant qu'il se préparait à passer un examen à Cambridge, son père, qui avait alors une clientèle très-étendue, put lui montrer trente-trois cas de cette maladie à une seule époque. Dans la dernière édition de son livre *On Stomach and Renal Diseases*, Prout dit avoir observé, dans les trente dernières années, près de sept cents cas de diabète.

Si maintenant on étudie la répartition du diabète en Angleterre, on voit qu'à très-peu d'exceptions près il est notablement plus fréquent dans les comtés les plus froids; il est également plus fréquent dans les districts agricoles que dans les districts manufacturiers ou miniers (1). L'interprétation de ces résultats n'est pas aisée. Faut-il attribuer cette plus grande fréquence du diabète au froid, à l'humidité? Cela paraît assez probable, d'autant plus que le froid humide a été assez souvent reconnu comme cause déterminante de cette maladie. Mais il y a un autre élément étiologique à considérer en pareille occurrence : je veux dire l'alimentation, qui n'est pas la même chez les ouvriers des champs que chez les ouvriers des mines et des manufactures, les premiers s'adonnant beaucoup plus aux végétaux.

Un autre fait montre encore combien l'erreur est facile quand il s'agit d'interpréter la fréquence d'une maladie dans une localité donnée.

Nicolas et Gueudeville, dans leur *Mémoire sur le diabète sucré*, prétendent que cette maladie serait assez fréquente en Normandie et l'attribuent, du reste, à l'abus du cidre. Le professeur Leudet (de Rouen) admet aussi cette fréquence du diabète en Normandie, mais il diffère d'opinion relativement à sa cause, car il a con-

(1) Dickinson, *op. cit.*, p. 70 à 73.

staté que cette maladie s'observe plus souvent dans la classe aisée, qui, aujourd'hui, consomme surtout du vin (1). Je serais donc assez disposé à l'attribuer plutôt à l'humidité du climat particulier à cette province.

Stœber et Tourdes ont signalé la fréquence du diabète à Strasbourg (2) ; mais ici on pourrait, à bon droit peut-être, invoquer l'abus de la bière et des féculents en général, principalement des pâtisseries lourdes; sans compter que le climat pourrait revendiquer quelque influence.

Le diabète paraîtrait être assez rare en Autriche. Lorsque Pierre Frank fut appelé d'Italie à Vienne, en 1795, un des praticiens les plus répandus de cette ville lui dit, à sa grande surprise, que dans l'espace de quarante-cinq ans et plus, il ne l'avait jamais vu sur plusieurs milliers de malades. Cependant, en dix années, Pierre Frank l'a observé quatre fois et deux fois en Russie (3). Cantani, qui a professé la médecine à Pesth, signale la rareté du diabète en Allemagne et en Autriche, « où l'entrée d'un diabétique dans une salle de clinique est un événement (4). » J'ajouterai, pour terminer ce que j'avais à dire des pays froids ou tempérés, que Cullen a observé cette maladie vingt fois en Ecosse, que la plupart des auteurs s'accordent sur sa fréquence en Hollande, et enfin que, sur le dire de deux médecins anglais, on la considérerait comme excessivement rare en Russie, sinon comme inconnue. Ce dernier point ne me paraît devoir être admis que sous réserve.

(1) *Clinique de l'Hôtel-Dieu de Rouen*, 1875, p. 270.
(2) *Étude topographique et médicale sur Strasbourg*, 1864.
(3) *Médecine pratique*, trad. Goudareau, 2e éd., t. I.
(4) *Op. cit.*, p. 294. — Il y a peut-être là quelque exagération.

L'ensemble de ces renseignements sur les climats froids ou tempérés présente pas mal de lacunes et n'a pas, je le crains, assez de netteté. Cela tient à la difficulté qu'offrent les enquêtes de ce genre et à la pauvreté des documents. Les *desiderata* sont encore plus nombreux en ce qui concerne les pays chauds.

Pissini, au dix-septième siècle, a observé huit fois le diabète en Italie. D'après Pierre Frank, l'Arabe Rabbi-Moyses l'aurait observé vingt fois en Egypte dans l'espace de dix ans. Les médecins du Brésil s'accordent assez pour admettre la fréquence du diabète dans leur pays. Christie a fait la même remarque pour Ceylan (1); le professeur Jaccoud lui fait dire, il est vrai, le contraire (2); mais c'est évidemment un lapsus de ce savant auteur. Christie manifeste, en effet, son étonnement d'avoir rencontré en cinq à six ans onze cas de diabète, d'autant plus que le champ de sa pratique, à Ceylan, était très-limité. Les médecins indigènes, ajoute-t-il, lui ont du reste affirmé que cette maladie n'était nullement rare dans le pays. Je m'empresse de dire que Christie n'attribue pas ce fait au climat, mais à la nourriture : la noix de coco et un sucre de palmier, avec quelques autres végétaux, formaient, à cette époque du moins, la base de l'alimentation des Cingalais ; les plus aisés consommaient surtout du riz. Quant aux viandes, on les respecte assez généralement, la religion de Brahma les interdisant sévèrement. L'auteur en question, voulant savoir si les choses se passaient de même dans l'Inde continentale, demanda à son collègue Hunter, chirur-

(1) *Edinburgh Med. and Surg. Journ.*, t. VIII, 1811, p. 285.
(2) *Loc. cit.*, p. 295.

gien de l'armée anglaise en résidence à Calcutta, si l'on y observait souvent le diabète. Hunter lui répondit que cette affection, sans être inconnue dans l'Inde, devait y être peu fréquente, car il n'en avait pas constaté un seul cas pendant tout son séjour au Bengale. Je ferai remarquer, en passant, que, bien qu'on ne fasse remonter qu'à Tom Willis la découverte du sucre dans l'urine, la notion d'urine douce, d'urine miellée, existait près de deux cents ans auparavant, comme en témoignent les textes sanscrits cités par Christie. Ce fait ne diminue en rien le mérite de la découverte de Willis : il montre seulement que le diabète a été reconnu dans l'Inde à une époque assez reculée.

En résumé, il serait bien difficile d'établir aujourd'hui une influence bien positive du climat sur la production du diabète. La plus grande fréquence de cette maladie constatée dans tel pays ou telle province tient souvent à de tout autres causes plutôt qu'au climat. Elle paraît, dans tous les cas, dépendre un peu aussi du genre de nourriture, ainsi que Christie est disposé à l'admettre pour ce qui concerne Ceylan. La même remarque peut s'appliquer à l'Italie : ainsi, le professeur Cantani assure que l'abus des farineux et des aliments sucrés est la principale cause de la proportion relativement considérable de diabétiques qu'on rencontre en Italie, et cette conviction est si bien arrêtée dans son esprit, qu'elle est en quelque sorte la base de sa pathogénie du diabète.

Cependant, n'exagérons rien. Je veux bien que cette condition alimentaire spéciale ait son importance, mais ce n'est là qu'un des facteurs du résultat observé. Il faudrait, pour être aussi exact que possible, faire entrer également en ligne de compte l'activité moindre des habitants, la température plus élevée, peut-être aussi une certaine suractivité du foie dont il n'est sans doute pas facile de préciser le degré et le mode d'action, mais qui n'a rien que de très-rationnel. L'auteur italien tient compte, je le reconnais, des diverses conditions d'existence particulières aux habitants des pays chauds comparés sous ce rapport aux habitants des pays froids ou tempérés, et il en trace lui-même un tableau très-vivant; mais il est loin de les faire valoir au même degré que le régime.

Pour expliquer la plus grande fréquence du diabète en Angleterre et en Normandie, j'invoquerais assez volontiers l'influence climatérique. Comme je le disais précédemment, l'humidité, et le froid humide en particulier, ont été souvent signalés comme cause du diabète; ou, si l'on aime mieux, on n'a pu, dans bien des cas, découvrir d'autre élément étiologique que celui-là. Christison en a rapporté plusieurs observations assez convaincantes (1); Watt (2) et Bardsley *junior* (3) en ont également publié chacun un cas; les cinq premières observations de Bardsley *senior* (4) mentionnent aussi le froid humide comme cause de la maladie. Le premier cas relaté par Auffan dans sa thèse (5) appartient à la même catégorie. Il serait très-facile, s'il y avait utilité, de

(1) *Edinburgh Monthly Journal*, 1841, p. 233.
(2) *Cases of Diabetes, Consumption*, etc. Paisley, 1808.
(3) *Hospital Facts and Obs.*, etc., 1830, p. 168.
(4) *Medical Reports of Cases and Exp.*, 1807.
(5) *Thèses de Strasbourg*, 1859.

pousser plus loin cette énumération. Il est moins aisé de se rendre compte du mode d'action de l'humidité au point de vue de la glycosurie. Faut-il l'expliquer par une action réflexe du système nerveux périphérique, ou par la saturation hygrométrique de l'air ambiant, laquelle détermine la diminution ou l'arrêt de l'exhalation d'eau par la peau, parce qu'il y a alors équilibre hygrométrique entre cet organe et l'air extérieur? J'avoue que ces explications laissent beaucoup à désirer. Je retiens donc le fait et fais bon marché de mes commentaires.

CHAPITRE VI.

PROFESSIONS ET EXERCICE (1).

L'opinion la plus généralement admise est que les professions sédentaires fournissent le plus grand nombre des diabétiques. Si l'on considère, en effet, que, chez toute une classe de diabétiques, l'élimination du sucre par les urines tient vraisemblablement à une insuffisance d'activité dans les combustions de l'organisme, on comprend combien une profession sédentaire, avec tous les avantages peu hygiéniques qui l'accompagnent, doit favoriser cet état de ralentissement du processus chimico-vital. Cantani appuie fortement cette opinion qui lui paraît indiscutable et qui, du reste, est on ne peut mieux d'accord avec sa théorie. Sa statistique est d'ailleurs fort éloquente à ce point de vue spécial : sur cent soixante-huit cas de diabète observés par moi, dit-il, je trouve :

Cinquante-cinq propriétaires, dont trois absolument oisifs, et les autres adonnés à une vie commode et luxueuse, sans aucune fatigue ;

Vingt-trois prêtres, habituellement oisifs et très-amylivores, comme ils le sont dans ce pays ;

Treize médecins, dont trois médecins de ville, à vie très-facile, et un extrêmement pauvre et soumis à une détestable alimentation ;

(1) J'ai réuni à dessein ces deux questions, parce que la dernière se trouve dans une dépendance absolue de la première.

Onze avocats ou notaires, à vie sédentaire;

Sept négociants, l'un d'une vie très-facile et absolument sédentaire; les autres se déplaçant, mais jamais assez pour se fatiguer;

Six employés, vie sédentaire, etc., etc. (1).

Je ferai cependant remarquer qu'en attribuant aux professions sédentaires une grande influence dans la production du diabète, Cantani ne vise guère qu'une condition particulière de ces professions, l'inactivité. J'admets parfaitement que c'est là une circonstance très-favorable pour amener la maladie en question. Durand-Fardel a vu, en effet, dans cinq cas, le diabète survenir chez des gens qui avaient fait succéder le repos à une vie très-active (2); mais le régime surabondant, mais les soucis d'affaires, les préoccupations incessantes qu'entretiennent des entreprises considérables, toutes ces conditions concomitantes doivent également revendiquer une certaine part d'action pathogénique. Aussi, élargissant le cadre un peu étroit de l'auteur italien, je dirai que toutes les professions qui, même sans permettre l'oisiveté, ne comportent qu'un exercice on ne peut plus modéré, mais nécessitent un labeur assidu des facultés intellectuelles et sont une source de préoccupations constantes, d'émotions vives et répétées, favorisent la production du diabète.

Il vient s'y joindre souvent une circonstance adjuvante, l'irrégularité dans les heures des repas, ou la prolongation excessive du jeûne, si commune chez les médecins, les gens d'affaires, les avocats, les membres des

(1) *Op. cit.*, p. 300.
(2) *Traité du diabète*, p. 300.

assemblées parlementaires, les ecclésiastiques, les magistrats, etc. On connaît la phrase si souvent citée de Bouchardat : « Je ne crois pas me tromper beaucoup en disant que, sur vingt hommes de quarante à soixante ans, appartenant aux assemblées législatives, aux grandes sociétés savantes, aux positions élevées du commerce et de la finance, et même de l'armée, on est sûr de trouver un glycosurique (1). »

Les quelques documents que l'on possède sur la profession des gens devenus diabétiques confirment assez bien les considérations que je viens de présenter. J'ai donné plus haut les résultats de la statistique de Cantani; voici ceux fournis par Durand-Fardel. Sur 143 diabétiques dont cet auteur a noté la profession, on trouve (2) :

Rentiers	25
Commerçants, négociants	15
Cultivateurs, fermiers	10
Notaires et ex-notaires	12
Prêtres	8
Médecins	7
Hommes de loi (avoués, magistrats, huissiers, avocats)	9
Etc. —	

Latham, dans les quarante cas dont il rapporte l'histoire sommaire, ne donne la profession que d'un petit nombre ; mais ce sont tous hommes de loi ou gens d'Eglise.

Ce que je viens de dire de l'influence des professions sédentaires sur la production du diabète s'applique prin-

(1) *Annuaire de thérapeutique pour* 1869, p. 325.
(2) *Op. cit.*, p. 299.

cipalement à cette forme de la maladie qu'on a appelée *diabète gras*. L'autre forme, le diabète maigre, s'observe plutôt chez les individus occupés à un travail manuel. En France, il est vrai, on ne voit guère de glycosuriques dans cette catégorie d'individus, comme on peut s'en convaincre par le très-petit nombre de cas enregistrés dans nos hôpitaux. Il n'en est pas tout à fait de même en Angleterre, où la classe des artisans fournit pas mal de diabétiques, de même qu'on y trouve relativement beaucoup de goutteux. Sur les dix-sept cas rapportés par le docteur Balthasar Foster (1), nous trouvons une femme du monde, une gouvernante, un artiste, une femme de la campagne et treize individus, de l'un ou de l'autre sexe, occupés à un travail manuel. Il est évident qu'il ne faudrait pas prendre cette statistique au pied de la lettre : ce que j'en veux retenir, c'est que la glycosurie ou le diabète sont plus fréquents qu'on ne le croit généralement chez les gens vivant d'un travail manuel. Quant à la raison de ce fait, peut-être faudrait-il la chercher dans l'action simultanée de plusieurs circonstances déprimantes, telles que le froid humide, le défaut d'air et de lumière, et surtout la nourriture insuffisante. Je n'insiste pas sur cette dernière condition, la plus puissante, probablement, de celles que je viens d'énumérer, car j'aurai bientôt à m'en occuper d'une façon spéciale.

(1) *Clinical Medicine*, p. 210 à 250.

CHAPITRE VII.

ALIMENTATION.

Le rôle de l'alimentation dans l'étiologie de la glycosurie et du diabète est loin d'être encore bien déterminé. Son influence, très-rationnelle du reste, a été tour à tour exaltée et contestée, si bien qu'il est aujourd'hui assez difficile de préciser ce que l'on peut admettre comme parfaitement démontré et ce qui est le fait de l'exagération.

Pour procéder avec ordre dans cette étude de l'alimentation, il faut examiner l'influence qu'exercent d'abord la nature des substances et ensuite leur quantité, sauf à faire ressortir plus tard les rapports que ces deux points ont entre eux.

ARTICLE I.

ALIMENTATION QUALITATIVE, ALIMENTS FÉCULENTS ET SUCRÉS.

Du jour où l'on a reconnu que l'urine des diabétiques renferme un principe sucré ayant la plus grande analogie avec celui qui existe dans les substances alimentaires, on pensa que la plus ou moins grande proportion de sucre éliminé par les reins pouvait tenir à la quantité de ce corps contenue dans la nourriture, soit directement, soit indirectement, par la métamorphose ultérieure dans le tube digestif. Quelques auteurs — mais en petit nombre, je dois le dire, — ont eu cette idée au siècle dernier ou au commencement de celui-ci. La majorité cependant n'y a attaché qu'une importance très-secondaire, si bien qu'un certain nombre n'ont même pas indiqué que l'alimentation fût susceptible de jouer un rôle quelconque dans la production du diabète. L'influence de la nourriture était assez volontiers admise dans le diabète confirmé, pour en diminuer ou augmenter l'intensité, plutôt que pour en provoquer la manifestation.

C'est surtout de notre temps que l'influence pathogénique de l'alimentation a été l'objet de recherches sérieuses : cette question a même servi, en quelque sorte, de base aux travaux et théories des professeurs Bouchardat et Cantani. Le rapprochement de ces deux noms n'implique nullement dans mon idée une communauté de vues sur le diabète en général, mais simplement des points de contact.

Pour apprécier au juste le degré d'importance que ces deux auteurs attribuent à l'alimentation, il me paraît indispensable de leur laisser un moment la parole.

« Si l'on interroge avec soin, dit le professeur d'hygiène de Paris, les malades atteints de glycosurie, on apprend presque toujours qu'ils mangent trop vite, qu'ils avalent le plus souvent sans mâcher, qu'ils ont depuis longtemps un goût très-prononcé pour le pain et pour les autres aliments féculents. Je n'ai trouvé que très-peu d'exceptions à ce fait. » Ailleurs, il dit encore : « Chez beaucoup d'individus arrivés au versant occidental de la vie, quand on étudie le régime au point de vue des aliments glycogéniques ingérés par vingt-quatre heures, et que l'on compare la somme de ces aliments avec la somme de produits qui résultent de leur destruction, on arrive le plus souvent à cette conclusion forcée que la saturation de l'économie en aliments glycogéniques doit bien souvent exister... Admettons maintenant que, chez ces individus saturés de matériaux glycogéniques, survienne une cause qui entrave la destruction de la glycose dans le sang, ce principe immédiat apparaît dans les urines. Si l'état de saturation continue, la glycosurie se constitue. » Enfin, plus loin, il ajoute : « Depuis que j'ai insisté dans mon mémoire de 1838 sur le goût prononcé de la plupart des glycosuriques pour le pain et les autres aliments féculents et sucrés, sur l'abus que la plupart des malades avaient fait depuis longtemps d'aliments de cet ordre, des faits journaliers sont venus confirmer cette observation capitale. Je n'ai pas besoin d'insister pour faire voir combien elle est d'accord avec la théorie que j'ai exposée (1). »

Le professeur de clinique de l'Université de Naples n'est pas moins affirmatif que l'auteur précédent quant à l'influence pathogénique de l'alimentation.

« Depuis que j'étudie attentivement cette question, dit-il, je n'ai rencontré que bien rarement un diabétique qui n'eût pas fait abus des farineux et des douceurs, tant parmi les Italiens que parmi les étrangers, et surtout les Maltais, qui abusent singulièrement de ces aliments. L'expérience m'a montré le diabète extrêmement fréquent dans le sud de l'Italie et dans l'île de Malte. Sur mes 168 cas, j'ai constaté 161 fois cet abus des aliments amylacés ou sucrés, avec défaut d'aliments albumineux :

(1) *Annuaire de thérapeutique pour* 1869, p. 297, 302, 306, et *Traité de la glycosurie*, passim.

mes malades riches ne mangeaient de la viande qu'une ou deux fois par semaine, et les pauvres une ou deux fois dans l'année, aux grandes fêtes. Je dois ajouter que cinquante-six de mes malades avouèrent avoir fait un abus vraiment extraordinaire de fécules et de fruits; c'étaient de véritables gloutons. Dans vingt-huit cas, il y avait abus spécial et quotidien de sucreries, gelées douces, sirops, une consommation extraordinaire de sucre de canne... Dans sept cas seulement, sur 168, on n'a pas pu constater un véritable abus des fécules et des sucreries (1). »

Sans être aussi exclusifs que les deux auteurs précédents, plusieurs observateurs ont constaté également des faits où l'alimentation a joué le rôle de cause prédominante. Marchal (de Calvi), Griesinger, Schmitz, en ont rapporté un certain nombre de cas. Mais d'autres auteurs ne reconnaissent à l'alimentation qu'une influence insignifiante en alléguant, avec quelque apparence de raison, que s'il en était autrement, le diabète serait infiniment plus fréquent.

Examinons donc ce que la physiologie peut nous apprendre à cet égard.

La physiologie nous montre d'abord que si l'on injecte une solution de glycose dans les veines d'un animal, la glycosurie se produit lorsque la quantité de sucre est introduite d'emblée, en une seule fois, et qu'elle est assez notable; mais que si l'injection est pratiquée lentement et par petites doses successives, le sucre peut parfaitement être détruit au fur et à mesure qu'il arrive

(1) *Op. cit.*, p. 297.

dans le sang, et dans ce cas on ne voit pas se manifester de glycosurie. On a pu constater ainsi que le sang est susceptible de contenir de 1 à 2 grammes de sucre pour 1000, sans que les urines en renferment; mais dès qu'il y a 3 grammes à 3g,50 de sucre pour 1000, la glycosurie commence à se produire.

Les choses se passent-elles de même lorsque le sucre est introduit directement dans les voies digestives?

Leuret et Lassaigne avaient déjà constaté en 1825 (1) que, si l'on soumet des chiens au régime exclusif du sucre, on retrouve ce principe dans les urines. En donnant à un chien à jeûn, du poids de 3 kilog., 15 grammes de sucre de canne dissous dans deux fois son poids d'eau, on peut, comme l'a fait Claude Bernard, et comme l'ont aussi expérimenté Bouchardat et Sandras, produire une glycosurie passagère, il est vrai, mais très-réelle, de même qu'on détermine aisément une albuminurie de courte durée en faisant faire un repas exclusivement et abondamment pourvu d'œufs. Chez l'homme, les mêmes phénomènes se produisent, quoique peut-être moins aisément que chez le chien. Si, au lieu de matières sucrées, on emploie, soit un mélange de sucre et de fécule, soit uniquement des substances très-riches en amidon, comme la mie de pain, la pomme de terre, le riz, etc., on obtient les mêmes résultats, ainsi que l'a montré Claude Bernard.

Resterait à donner l'explication de ces faits. Mais ici on se trouve en présence de plusieurs théories assez exclusives et dont aucune peut-être n'est à l'abri de la

(1) *Mémoire sur la digestion*, p. 297.

critique. Du reste, la question d'interprétation n'a pas pour l'instant grande importance, et, dans tous les cas, ne rentre pas de toute nécessité dans le sujet. Je signale donc les faits précédents tels que la physiologie les fournit, mais sans me croire obligé de les faire rentrer dans le cadre d'une doctrine pathogénique quelconque.

Une chose plus intéressante à établir, c'est si la glycosurie expérimentale dont j'ai indiqué la source alimentaire est susceptible de passer de l'état transitoire à l'état permanent.

On comprend à la rigueur que, l'ingestion d'un excès de sucre étant capable de provoquer une glycosurie passagère, si ce phénomène vient à se reproduire incessamment, on peut arriver à une glycosurie permanente.. Ce résultat est parfaitement naturel et on n'en saurait contester la possibilité. Mais, de ce que dans un cas donné on aura observé une glycosurie permanente succédant à une glycosurie passagère par suite d'abus répétés de substances glycogéniques, serait-on en droit de généraliser? On a cité des cas de diabète consécutifs à une ingestion trop copieuse et fréquemment répétée soit de sucre, soit de féculents. Mais outre qu'il n'est pas bien certain qu'on ait réellement eu affaire à un vrai diabète plutôt qu'à une glycosurie simple plus ou moins prolongée, on peut encore faire remarquer que ces cas sont en somme assez rares, surtout eu égard à la quantité de gens qui font abus de ce genre d'aliments. On a rapporté entre autres quatre ou cinq faits de diabète survenus chez des raffineurs de sucre ou des ouvriers employés dans des raffineries, ou encore chez des confiseurs ; mais ce petit nombre de cas est de nature à prouver non pas que les individus habitués à manier le sucre sont pour cela plus exposés à contracter le diabète, mais simplement qu'ils peuvent devenir diabétiques comme tout le monde sans que le sucre y soit nécessairement pour quelque chose.

A ce propos, je dois signaler en passant, mais sans l'approfondir, une question qui a été et est encore très-discutée : je veux parler de l'action pathogénique du sucre au point de vue du diabète.

Les expériences si connues de Magendie sur les chiens soumis au régime exclusif du sucre prouvent tout simplement que ce régime agit comme l'alimentation insuffisante et finit par amener l'inanition avec tous les troubles fonctionnels et organiques qui en sont la conséquence. Mais on n'y voit aucune action spéciale qu'on puisse attribuer au sucre lui-même. Administré à haute dose, mais passagèrement, le sucre peut, il est vrai, déterminer la glycosurie, comme je l'ai déjà indiqué, mais sans que pour cela on soit en droit d'y voir du diabète. Il est à remarquer d'ailleurs que Marchal (de Calvi) lui attribuait une action excitante encore plus que toxique. M. Lecorché (1) accorde également aux féculents en général, en sus de leur apport de matériaux glycogéniques, une influence excitante spéciale sur les cellules hépatiques, et c'est ainsi qu'il explique comment on voit parfois l'action des féculents se prolonger alors qu'on en a cessé l'usage.

Je n'ai nullement la pensée de contester les conséquences fâcheuses de l'hyperglycémie : il est bien évident

(1) *Traité du diabète*, p. 57.

que la présence d'un excès de sucre dans le sang peut modifier les conditions vitales de ce milieu intérieur; mais je doute que cette modification dans l'état du sang sous l'influence d'un excès de sucre puisse être assez profonde et assez durable pour être comparée à une vraie intoxication. Et ce qui me fait beaucoup douter de la fréquence de cette sursaturation du sang par le sucre, c'est précisément la facilité avec laquelle le sang se débarrasse de ce principe dès qu'il dépasse la proportion de 2 et demi à 3 pour 1000. Je mets, bien entendu, hors de cause les accidents d'anoxémie déterminés parfois chez les diabétiques par l'accumulation passagère du sucre dans le sang, car ce fait constitue purement un accident dans le cours du diabète et ne saurait être invoqué dans l'étiologie de cette affection. Je n'insiste pas sur ces divers points, bien qu'avec regret, parce qu'ils sont plutôt du domaine de la physiologie pathologique que de l'étiologie.

On a donc recherché si le diabète est fréquent chez les individus que l'on sait faire abus des substances sucrées et non plus seulement chez ceux qui les manient et qui en sont le plus souvent dégoûtés. Cantani dit bien qu'il s'est assuré que le diabète est très-fréquent en Amérique, parmi les nègres des plantations de sucre, qui, surtout au moment de la récolte, sucent la liqueur douce de la canne. Les renseignements que j'ai pris soit dans les auteurs qui ont écrit sur les maladies des pays chauds, soit auprès de praticiens qui y ont exercé, n'ont pas confirmé ce fait. Il n'est par inutile, à ce propos, de rappeler le fait observé par Brouardel dans le service de Lorain sur deux jeunes pâtissiers : « Pour économiser tout l'argent qu'ils gagnaient, ils ne mangeaient plus que le sucre en poudre qu'ils puisaient dans la provision de leur patron. Ils furent pris tous deux, après quinze ou dix-huit jours de ce régime, d'une véritable éruption confluente de furoncles. Ils étaient amaigris, mais ne présentaient pas de sucre dans les urines lors de leur entrée à l'hôpital (1). » Ainsi, il n'y avait ni diabète, ni glycosurie.

Je ne crois pas qu'il soit bien nécessaire de discuter l'opinion de Christie, qui semblait attribuer la fréquence relative du diabète chez les Cingalais à l'abus que font les indigènes du sucre de palmier. Il ne paraît pas du reste bien net sur ce point : en effet, il fait remarquer en même temps que si cette maladie est plus rare au Bengale, c'est que la religion de Bouddha, pratiquée dans ce dernier pays, est beaucoup plus tolérante à l'endroit des aliments tirés du règne animal que celle de Brahma, scrupuleusement suivie à Ceylan et qui interdit absolument l'usage des viandes. Il est infiniment probable que, dans ces diverses circonstances, l'alimentation insuffisante joue un rôle au moins aussi important, si ce n'est plus, que le sucre lui-même. Je reviendrai du reste tantôt sur cette question de l'alimentation insuffisante.

Quoi qu'il en soit, un fait qui semblerait montrer quelque relation entre le genre de nourriture et le diabète, c'est que le même auteur, Christie, n'a jamais constaté cette maladie chez les soldats anglais en résidence aux colonies. Mais peut-être aussi n'en a-t-il pas observé un assez grand nombre.

(1) Brouardel, *Thèse de concours pour l'agrégation*, 1869, p. 21.

En résumé, je crois à une certaine influence prédisposante au diabète de la part de l'alimentation féculente et sucrée en excès, mais je ne lui accorderais pas une place prédominante. Ce qui lui a fait attribuer par plusieurs auteurs une plus grade importance dans la pathogénie du diabète, c'est, à mon avis, l'influence bien autrement remarquable qu'elle exerce chez les glycosuriques. On comprend, en effet, qu'en voyant des doses minimes de sucre ou de féculents amener une augmentation, souvent hors de toute proportion, dans la quantité de sucre éliminé, on ait été très-frappé de ce phénomène et par suite fort disposé à attribuer à l'excès dans la consommation de ces aliments une portée plus grande qu'elle n'est dans la réalité.

ARTICLE II.

ALIMENTATION QUANTITATIVE.

§ 1. Alimentation surabondante.

En examinant, comme je viens de le faire, la part qui revient à l'ingestion des matières féculentes et sucrées en excès, dans la production du diabète, j'y ai compris en quelque sorte implicitement l'influence que peut exercer, au même point de vue, l'alimentation en excès envisagée d'une façon générale. Il est évident, en effet, que les gens adonnés à la bonne chère, habitués à une nourriture surabondante, consomment par cela seul des féculents et du sucre en excès, parce que ces principes alimentaires se trouvent toujours largement représentés dans une alimentation excessive. Il y a cependant une différence à signaler : je crois que les individus habitués à une table copieusement servie seraient, toutes choses égales d'ailleurs, plus susceptibles de devenir glycosuriques que ceux qui, sans avoir une nourriture surabondante, ingéreraient proportionnellement plus de principes ternaires que ne le comporte la ration alimentaire normale. Et cela se comprend si l'on se rappelle que le sucre peut être fabriqué, dans l'organisme, aussi bien avec les principes azotés qu'avec les principes non azotés.

En somme, manger beaucoup et dépenser peu, c'est là une des conditions les plus favorables à la production du diabète, du diabète des riches, ou *gras*, comme on l'appelle, pour le distinguer de celui qu'on observe chez les gens peu aisés et qui n'ont jamais été gras ; distinction plus apparente d'ailleurs que réelle, attendu que le diabète *maigre* peut parfaitement succéder chez le même individu au diabète *gras*, quand la provision de graisse préalablement accumulée dans l'organisme par l'alimentation surabondante a disparu sous l'influence du processus de désassimilation qui est la caractéristique du diabète confirmé.

Je n'insiste pas plus longtemps sur cette glycosurie par alimentation surabondante, qui ne me paraît pas devoir soulever d'objections.

§ 2. Alimentation insuffisante.

Le mode de production de la glycosurie par alimentation insuffisante est sans doute moins aisé à montrer que la glycosurie par alimentation surabondante ; mais l'élément étiologique qui fait le sujet de ce paragraphe ne m'en semble pas moins légitime. Toutefois, comme ici l'évidence ne va pas de soi comme dans le cas précédent, il me paraît indispensable de mettre quelques faits en avant.

« J'ai vu, dit M. Durand-Fardel, qui rapporte un cas de diabète attribué à l'observance très-rigoureuse d'un carême, et tout le monde a vu le diabète succéder à des excès de table ou du moins à des habitudes gastronomiques prononcées, comme aussi à des régimes notamment insuffisants. Mon savant ami le professeur Tardieu m'a communiqué le fait très-curieux d'un ancien préfet habitué à une bonne table, qui, par suite de la perte complète de ses dents et de l'état de ses gencives avait dû renoncer depuis plusieurs années, d'une manière absolue, à la viande; il se nourrissait exclusivement de légumes et encore mal triturés. Il se trouvait donc dans une condition analogue à l'individu que j'ai mentionné plus haut, et qui venait de suivre un carême exagéré. C'était un homme de soixante et dix ans. Il devint diabétique sur ces entrefaites et ne consentit que quelques mois après à se munir d'un râtelier. Aussitôt qu'il eut recouvré la mastication et qu'il fut revenu à un régime convenable, le diabète cessa et n'avait pas reparu lorsque, cinq années après, il mourut d'une apoplexie dans laquelle on ne voudra pas, je pense, voir un accident diabétique (1). »

Ce fait m'a paru des plus intéressants et valait certainement la peine d'être cité. On trouverait aisément dans le livre de Marchal (de Calvi) sur *les accidents diabétiques*, qui, bien qu'écrit à un point de vue spécial, n'en est pas moins un très-curieux recueil d'observations de

(1) *Op. cit.*, p. 302.

diabète, des cas où l'on n'a pu noter à l'actif de l'étiologie que l'alimentation insuffisante : ainsi, le fait de Gallard, le quatrième fait de Dionis des Carrières; mais je m'empresse de reconnaître que cet élément étiologique n'y est pas accentué avec la précision qu'il faudrait pour pouvoir les invoquer comme argument très-sérieux.

Un cas plus connu et non moins frappant que celui du professeur Tardieu, c'est celui qui a été rapporté par le docteur Girard, professeur à l'École de médecine de Marseille, dans une note très-intéressante sur la glycosurie latente (1). Il s'agit, dans ce cas, d'un prêtre âgé de quarante-quatre ans et doué d'une forte constitution. Cet ecclésiastique était instituteur à l'étranger, dans une famille riche, et était habitué à une nourriture succulente. Il entre à la Trappe, où sa nourriture était grossière, entièrement végétale et préparée à l'eau exclusivement. Deux mois après se manifestèrent les premiers symptômes du diabète. Bien plus, le malade assura au docteur Girard que tous les novices étaient atteints d'une grande faiblesse, rendaient une très-grande quantité d'urine et observaient sur leurs vêtements des taches blanches correspondant aux points avec lesquels l'urine avait été en contact.

Je rappellerai encore qu'Andral a observé un cas de diabète par alimentation insuffisante : « c'était chez un enfant de trois ans, qu'une femme mercenaire avait, m'assura-t-on, laissé presque mourir de faim (2). » Ce fait concorderait du reste, jusqu'à un certain point, avec les résultats des recherches si remarquables de M. le

(1) *Union médicale*, 1855, p. 376.
(2) *Loc. cit.*

professeur Parrot sur l'athrepsie. Cet auteur a, en effet, constaté, dans un certain nombre de cas de cette affection, une glycosurie qui ne paraissait pas avoir d'autre origine que l'insuffisance de nourriture (1). Je dois ajouter cependant que M. Parrot n'a jamais rencontré de diabète dans ces cas-là.

Je mettrais encore assez volontiers sur le compte de l'alimentation insuffisante, non pas indistinctement tous les cas de glycosurie ou de diabète attribués à l'abus du sucre ou des féculents, mais spécialement ceux où l'excès de ces aliments a été accompagné de la privation ou d'une diminution considérable de matériaux albuminoïdes. Cet amoindrissement ou cette privation peuvent être le résultat de conditions économiques et productrices propres à un pays, comme l'Italie, par exemple, mais peuvent également être la conséquence de l'abus même du sucre ou des féculents. Magendie, dans son article GRAVELLE du *Dictionnaire en quinze volumes*, a en effet constaté que l'ingestion de sucre en excès détermine une espèce de satiété, de dégoût pour les aliments azotés : il a observé ce fait sur deux ou trois personnes qui se sont ainsi guéries, au moins momentanément, de la gravelle urique, sans cependant que cet excès de sucre les ait rendues glycosuriques.

Quelque remarquables que soient les faits contenus dans ce paragraphe, auxquels on pourrait peut-être ajouter quelques-uns de ceux de Christie, dont j'ai déjà parlé dans le cours de ce chapitre, je ne puis considérer l'alimentation

(1) *Archives de médecine*, 1876, t. II, et *Clinique des nouveau-nés*, L'ATHREPSIE, 1877.

insuffisante que comme une cause adjuvante, plutôt déterminante cependant que prédisposante : si c'était une cause réellement effective, et non simplement adjuvante, le diabète serait infiniment plus fréquent chez les gens pauvres que chez les riches, et l'on sait que c'est le contraire qui arrive.

ARTICLE III.

BOISSONS.

L'influence des boissons sur la production du diabète est beaucoup plus contestée que celle de l'alimentation proprement dite. Voici les points sur lesquels il paraît y avoir le moins de divergences.

Un certain nombre d'auteurs admettent que l'abus des boissons fermentées, telles que le cidre et le vin nouveaux, la bière nouvelle, le vin de Champagne, est susceptible de déterminer le diabète. « Je ne serais pas éloigné, dit le professeur Bouchardat, d'incriminer d'une façon toute spéciale l'abus du vin de Champagne. J'ai été souvent consulté par des Champenois et par des fabricants de vin de Champagne (1). »

On a cherché à expliquer l'action de ces diverses boissons par la quantité de sucre qu'elles contiennent. Mais l'acide carbonique a pu également n'y être pas étranger par son action sur le système nerveux. Quoi qu'il en soit, l'influence pathogénique de ces boissons, au point de vue du diabète, n'est pas encore suffisamment établie. Je ferai remarquer en passant, pour ce qui concerne le cidre, que, d'après M. Howship Dickinson, le district

(1) *De la glycosurie*, 1875, p. 109, note 1.

où l'on consomme le plus de cidre, en Angleterre, est celui qui proportionnellement fournit le moins de décès par le diabète.

Quant aux autres boissons alcooliques, et surtout aux spiritueux, les opinions sont très-partagées. Le docteur Georges Harley, qui s'est beaucoup occupé du diabète, et avec lui d'autres auteurs, leur accorde une efficacité incontestable dans la production du diabète. Ainsi c'est à l'abus de ces boissons que l'auteur précédent attribue la plus grande fréquence de cette maladie en Angleterre que sur le continent. Je discuterai tout à l'heure cette opinion. Il est tout disposé à croire que le diabète est plus fréquent là où l'on consomme des boissons plus alcooliques, et rapporte à l'appui ce qui suit :

« Me trouvant à Munich en août 1861, le docteur Pfeüfer, professeur de clinique médicale, me dit qu'il n'avait rencontré en six ans qu'un cas de diabète à l'hôpital de Munich, tandis que pendant qu'il professait à Heidelberg, dont l'hôpital est beaucoup plus petit, il voyait une moyenne de quatre à cinq diabétiques par an. La seule explication qui puisse rendre compte de cette différence, c'est que la population de l'hôpital de Munich se recrute dans un district où l'on consomme surtout de la bière (la bière de Bavière), tandis que l'hôpital de Heidelberg est approvisionné par les districts du Rhin, où l'on boit surtout du vin ; et, chose assez curieuse, le seul diabétique observé par le docteur Pfeüfer venait du Palatinat (1). »

Il serait trop long d'examiner comment le docteur

(1) *On Diabetes*, London, 1866, p. 44.

Harley explique le mode d'action des boissons alcooliques dans la pathogénie du diabète, pas plus que les expériences, peu concluantes à mon avis, qu'il produit à l'appui ; la notoriété de l'auteur me forçait cependant à les signaler. Je conteste fortement, quant à moi, que les expériences faites sur les animaux et consistant dans l'injection de liquides alcooliques dans les veines, injections suivies de glycosurie temporaire, puissent prouver quelque chose au point de vue de l'influence des boissons alcooliques sur la production du diabète. De même, je ne vois pas qu'on puisse rien inférer de positif de l'action exercée par ces boissons sur des diabétiques. L'action des médicaments varie, en effet, suivant qu'on les administre chez l'homme sain ou chez des malades : or, si l'on constate qu'à une certaine dose, l'alcool fait augmenter l'élimination du sucre chez des diabétiques, comme l'a observé Rosenstein, je ne vois pas du tout en quoi cela pourrait prouver que cette même substance serait capable de déterminer la glycosurie chez des sujets non diabétiques. C'est pour cela que je trouve insuffisantes les expériences et les observations sur lesquelles s'appuie le docteur Harley.

Mais j'en reviens à son opinion sur la cause de la fréquence du diabète en Angleterre, qu'il attribue, comme je l'ai dit, à l'abus des spiritueux.

Or, M. H. Dickinson déclare que, quant à lui, il n'a jamais rencontré de diabète dont l'origine pût être attribuée à la boisson. Bien plus, sur un total de cent quarante-neuf commerçants en spiritueux, dont il a relevé les maladies dans le but de montrer l'action pathogénique de l'alcool, et dont les résultats ont été communiqués à la *Medico-Chirurgical Society* de Londres, il n'a pas trouvé un seul diabétique (1).

J'ajouterai encore un mot. Le diabète est relativement rare en Amérique, ainsi que l'ont signalé plusieurs savants praticiens de ce pays, Dunglison entre autres (2). Or, il est évident qu'il serait non-seulement fréquent, mais bien plus fréquent que partout ailleurs, si l'intempérance était une cause sérieuse de cette maladie. C'est aussi l'avis de l'auteur que je viens de citer.

Avant de passer à un autre élément étiologique, je signalerai ici l'influence des boissons froides, le corps étant en sueur, comme cause de diabète indiquée par plusieurs médecins du commencement de ce siècle, Clarke, Alley, Watt et autres. Mais cette étiologie a-t-elle été déterminée assez rigoureusement ? On pourrait se demander si, dans ces cas, le diabète n'existait pas déjà et s'il n'était pas la cause même de l'imprudence commise, imprudence qui en faisant peut-être augmenter la maladie, aurait du moins aidé à la faire reconnaître. Ce point n'a, il est vrai, qu'une relation éloignée avec le sujet de cet article ; mais je lui devais au moins une mention.

(1) *Op. cit.*, p. 78, et *Medico-Chir. Transact.*, t. LVI.
(2) *The Practice of Medicine*, 3rd ed. Philadelphia.

CHAPITRE VIII.

GROSSESSE ET LACTATION.

Une question en apparence des plus simples, c'est assurément de savoir si la glycosurie existe chez les femmes enceintes, chez les nouvelles accouchées et chez les nourrices. De très-nombreuses recherches ont été publiées sur ce point et c'est à peine si on commence à avoir quelques données qui paraissent devoir être admises.

Dans un mémoire communiqué à l'Académie des sciences en octobre 1856, et qui eut un certain retentissement, M. Blot assura que chez la moitié des femmes enceintes dont il avait examiné les urines, il avait trouvé une glycosurie plus ou moins marquée, variant de 1 gramme jusqu'à 12 par litre. Il avait de même examiné les urines de quarante-cinq femmes nouvellement accouchées, et chez toutes il avait trouvé du sucre dans les proportions que je viens d'indiquer. La présence du sucre dans les urines a paru, aux yeux de cet auteur, être en rapport avec le travail de la lactation et coïncider, chez les femmes enceintes, avec les premiers phénomènes sympathiques du côté des mamelles, et, chez les nouvelles accouchées et les nourrices, suivre les phases de la lactation, la glycosurie augmentant quand la lactation est très-active et disparaissant quand cette fonction se supprime.

Depuis, bon nombre d'auteurs ont repris les recherches de M. Blot, mais avec des résultats très-divers. Je citerai notamment Wiederhold, Schunk, Kirschten en 1857, Riedel, Brücke en 1858, Leconte en 1859, Ivanow en 1861, Lecoq en 1863, L. Hémey en 1868, etc., etc. Enfin, dans ces derniers temps, la question a été étudiée de nouveau avec beaucoup de soin et non moins d'autorité par Louvet (1), par Gubler (2) et principalement par de Sinéty, à qui l'on doit de nombreuses et intéressantes communications sur ce sujet (3).

Louvet avait déjà beaucoup réduit l'importance de la glycosurie observée par Blot. Sur neuf femmes enceintes examinées à ce point de vue, pas une n'avait présenté de sucre dans les urines. Quant aux femmes en couches, sur quatre-vingt-seize cas, vingt-trois ont été des plus douteux, pour ne pas dire négatifs, puisque les deux réactions les plus caractéristiques ont fait défaut ; et sur les soixante-seize restant, trente-six fois la quantité de sucre a été comprise entre 0g,50 et 3g,30 pour 1 000 (une fois 3g,30; deux fois 3 grammes ; deux fois 2 grammes à 2g,50 ; quatre fois 2 grammes ; douze fois quantité de peu supérieure à 1 gramme, et quinze fois entre 0g,50 et 1 gramme), et trente-six fois la quantité a été au-dessous de 0g,50 par litre, ce qui, aux yeux de Cl. Bernard et de Pavy, serait à peu près l'état physiologique, puisque ces deux savants admettent la présence du sucre dans l'urine à l'état normal.

Quant aux nourrices, Louvet a trouvé, sur cinquante cas, vingt-six fois le sucre manquant ou en si petite pro-

(1) *Thèses de Paris*, 1873, n° 194.

(2) *Société de biologie*, 1876, 11 et 18 novembre.

(3) *Société de biologie*, 1873 et 1876.

portion, qu'on ne pouvait l'apprécier; et dans les autres cas la quantité de sucre oscillait entre 0g,50 et un peu plus de 1 gramme.

Les recherches de de Sinéty, sans contredire précisément celles de Blot, leur ont au moins donné une autre signification. En effet, elles tendent à prouver que quand, pour une cause quelconque, la lactation est supprimée, le sucre paraît, par une espèce de dérivation, dans l'urine en quantité non pas tout à fait minime, mais jusqu'à 6 et 8 grammes par litre. De Sinéty n'a jamais constaté de glycosurie pendant la gestation.

Ainsi, pour l'auteur que je viens de citer, la présence du sucre dans l'urine serait loin d'être un phénomène constant chez les nouvelles accouchées et les nourrices : on ne la constaterait que lorsque l'élimination du sucre par la glande mammaire est ou diminuée ou supprimée, par exemple dans les premiers jours qui suivent l'accouchement, alors que l'enfant n'est pas encore capable d'absorber tout le lait produit par la glande; en un mot, toutes les fois que la dépense n'égale pas la production.

Le professeur Gubler admet la glycosurie des femmes grosses et y voit «une sorte de tâtonnement d'une fonction prochaine». Pour le reste, il paraît d'accord avec M. de Sinéty. Il fait en outre remarquer que la moindre action thérapeutique ayant un caractère dérivatif, application d'un vésicatoire, administration d'un purgatif, suffit pour supprimer la glycosurie.

J'ai à peine besoin d'ajouter que, dans tout ce que je viens de dire, je n'ai eu en vue que la glycosurie simple et la plus bénigne. Cependant, on a signalé quelques cas de diabète, très-rares, il est vrai, qui ont succédé à la glycosurie puerpérale ou qui l'ont accompagnée. Ainsi Hufeland cite le cas d'une femme qui fut diabétique pendant plusieurs grossesses successives. Bennewitz a vu également une jeune femme qui, au cours de trois grossesses successives, fut affectée d'un diabète qui présenta cette particularité, qu'après l'accouchement il cessa complétement pour reparaître à la grossesse suivante. Marchal (de Calvi) admet du reste que le diabète permanent peut s'établir par la répétition de la glycosurie puerpérale. On a vu encore le diabète survenir pendant ou à la suite d'une lactation exagérée, peut-être par le même mécanisme que le diabète observé à la suite de grandes hémorrhagies. Le professeur Bouchardat rapporte un fait de diabète observé par Roche et par lui sur une jeune femme bien constituée, dont le lait était si abondant, qu'elle crut pouvoir nourrir deux enfants à la fois. Elle le fit en effet, mais elle devint diabétique. Que la lactation exagérée fût la seule cause de la glycosurie dans ce cas, je ne voudrais certes pas l'affirmer ; je croirais même assez volontiers qu'il y a eu quelque prédisposition. Il n'en est pas moins intéressant de constater que la lactation a au moins joué le rôle de cause déterminante, de même que dans un cas observé par moi sur une jeune femme devenue diabétique à la suite de la suppression de la lactation, cinq à six semaines après son accouchement. Son père, il est vrai, était goutteux.

Si l'on veut se rendre compte de l'apparition du sucre dans les urines chez les femmes enceintes et chez celles qui nourrissent, les explications ne manquent pas. Pour la glycosurie gravidique, on a invoqué tour à tour les modifications de l'hématose et l'augmentation dans la consommation des aliments pendant les derniers mois de la grossesse; A. Ollivier l'attribue à l'excitation réflexe produite par la présence du fœtus dans la matrice (1). On pourrait encore y voir un effet de la congestion veineuse abdominale si générale chez les femmes grosses. Quant à la glycosurie résultant de la lactation, est-elle simplement la conséquence de la non-élimination du sucre par la glande mammaire, ou est-elle produite par l'état de stéatose, constaté par Ranvier et surtout par de Sinéty, dans lequel se trouve temporairement le foie des nourrices? Je me contente de noter ces explications sans les discuter.

Une dernière remarque. La glycosurie dont je viens de parler consiste-t-elle réellement en une élimination de glycose, ou bien est-ce une *lactosurie?* Les caractères distinctifs de ces deux symptômes urinaires sont encore trop vagues pour qu'on puisse décider duquel il s'agit dans ce cas. Je dois rappeler toutefois que Cl. Bernard a observé un cas de lactosurie chez une femme récemment accouchée et éclamptique.

Pour terminer ce que j'avais à dire des conditions physiologiques spéciales à la femme, j'aurais dû ajouter quelques mots sur la *ménopause* considérée comme cause de diabète. Malheureusement les recherches que j'ai faites à ce sujet ne m'ont donné que des résultats fort peu satisfaisants. Par suite, j'en suis réduit à admettre la possibilité de cette influence, que j'ai d'ailleurs déjà mentionnée dans le chapitre III, mais sans pouvoir l'appuyer sur des faits assez nets.

(1) *Société de biologie*, 24 mai 1873.

LIVRE II.

ÉLÉMENTS ÉTIOLOGIQUES D'ORDRE PATHOLOGIQUE.

CHAPITRE I.

APPAREIL NERVEUX.

La part qui revient au système nerveux dans l'étiologie de la glycosurie et du diabète me paraît des plus considérables et des moins contestées. En effet, la plupart des auteurs qui se sont occupés spécialement du diabète reconnaissent au système nerveux une influence prépondérante dans la production de cette maladie; quelques-uns même ne voient que celle-là de certaine, et n'accordent aux autres données étiologiques généralement signalées qu'une valeur tout à fait secondaire et fort discutable. Je ne crois pas qu'il y ait lieu d'être aussi absolu : mais j'admets très-volontiers que l'action du système nerveux est celle qui s'exerce de la façon la plus manifeste et la plus fréquente parmi tous les éléments étiologiques dont on peut invoquer l'intervention.

Pour marquer dans cet exposé la différence qui existe encore entre la glycosurie provoquée et la glycosurie spontanée, j'examinerai dans deux articles distincts, d'abord chez les animaux et ensuite chez l'homme, les lésions ou troubles du système nerveux susceptibles de déterminer le passage du sucre dans les urines.

ARTICLE I.

GLYCOSURIE EXPÉRIMENTALE D'ORIGINE NERVEUSE.

Bien que les célèbres expériences de Claude Bernard sur le diabète artificiel soient aujourd'hui universellement connues et citées partout, je suis obligé de les rappeler ici, quand ce ne serait que pour montrer l'influence qu'elles ont eue sur la pathologie expérimentale du diabète.

C'est en 1849 que l'illustre physiologiste publia le résultat inattendu, même pour lui, de la piqûre du quatrième ventricule et qui fut communiqué par Magendie à l'Académie des sciences. « L'opération avait été faite sur seize lapins, et, en variant ainsi ses expériences, il avait reconnu que le point du quatrième ventricule qu'il faut blesser pour opérer ce singulier phénomène de l'apparition du sucre dans le sang et dans les urines était très-limité et correspondait à un espace situé un peu au-dessus de l'origine des nerfs de la huitième paire (1). »

Plus tard, Cl. Bernard a précisé davantage les phénomènes consécutifs à la lésion du quatrième ventricule : « La piqûre du milieu de l'espace compris entre l'origine des pneumogastriques et celle des nerfs auditifs détermine en même temps une augmentation de la quantité d'urines et l'apparition du sucre dans ce liquide. Si l'on pique un peu plus haut, l'urine est moins abondante, moins chargée de sucre; mais elle renferme sou-

(1) *Comptes rendus de l'Académie des sciences*, 26 mars 1849.

vent de l'albumine. L'exagération de la quantité d'urines, le diabète et l'albuminurie, nous ont semblé être des phénomènes indépendants les uns des autres et pouvant être produits séparément. Ainsi, en piquant la moelle allongée un peu au-dessous de l'origine des nerfs auditifs, on a une exagération de la quantité d'urines, sans sucre ni albumine (1). »

L'interprétation donnée primitivement par l'auteur à ces phénomènes a été plus tard modifiée : il y voyait en effet le résultat d'une excitation du pneumogastrique agissant par ses filets abdominaux sur l'organe hépatique. Mais la section de ce nerf n'empêchant pas le phénomène de se manifester, il dut localiser dans le bulbe l'influence nerveuse par laquelle se produisait la glycosurie et trouver une voie de transmission autre que les pneumogastriques. Il a admis en définitive l'existence, pour le foie, d'un nerf excitateur analogue à celui qui existe pour la glande sous-maxillaire, ou nerf de la corde du tympan, et qui présiderait à l'activité fonctionnelle de la grande glande abdominale. C'est l'excitation de ce nerf par la piqûre du plancher du quatrième ventricule où il prend son origine, qui amènerait donc cette suractivité de la circulation dans l'organe hépatique qui a pour effet d'augmenter la formation de glycogène, d'où glycémie exagérée et enfin glycosurie.

Telle est aujourd'hui l'opinion de Cl. Bernard, d'après ses publications les plus récentes, sur la glycosurie par piqûre de la moelle allongée (2).

(1) *Leçons de physiologie expérimentale*, 1855, t. I.

(2) *Revue scientifique*, 12 juillet 1873, et *Leçons sur le diabète*, 1877, p. 400.

Je n'ai pas besoin de rappeler le grand retentissement qu'eurent dans le monde savant les expériences si nettes, si précises, du successeur de Magendie. Les physiologistes s'empressèrent de les répéter et de rechercher si la lésion d'autres points du cerveau ne donnait pas un résultat analogue à celui fourni par la piqûre du bulbe.

Voici, rapidement présenté, à quoi on est arrivé.

On a constaté que la sphère d'action des centres nerveux pour produire la glycosurie est bien moins limitée que ne l'avait cru au début Cl. Bernard. Ainsi, on a provoqué le passage du sucre dans l'urine par la lésion de la protubérance, des pédoncules cérébraux, des pédoncules cérébelleux moyens et postérieurs, etc., etc. Il faut faire remarquer toutefois que la lésion de ces divers points n'a pas un effet aussi sûr que celle pratiquée dans les limites indiquées par Cl. Bernard.

Plus tard, quand, sous l'influence de ces découvertes physiologiques, l'attention des médecins fut appelée sur le diabète traumatique, les physiologistes s'appliquèrent et réussirent à reproduire chez les animaux une glycosurie traumatique à peu près dans les mêmes conditions que celle observée chez l'homme. Ainsi, on la constata sur des chiens chez lesquels on avait provoqué par le traumatisme une hémorrhagie cérébrale ou méningée, ou une compression cérébrale.

Pour ce qui est de la moelle, les résultats ont été assez contradictoires, du moins en apparence, ce qui tient peut-être à ce que les expérimentateurs n'ont pas toujours suffisamment précisé le point exact de la moelle qu'ils ont intéressé. Pavy et Cl. Bernard s'accordent cependant pour admettre que la section de la moelle, à quelque hauteur qu'on la pratique, ne produit pas la glycosurie. Schiff, Krause et autres ont encore obtenu la glycosurie par la section des cordons antérieurs, des cordons postérieurs, des splanchniques, etc. ; mais ces résultats n'ont pas été confirmés.

J'ai déjà dit que la section des pneumogastriques n'empêche pas la glycosurie de se produire et que l'irritation de ces nerfs n'a d'influence sur la fonction glycogénique du foie que par l'intermédiaire des centres nerveux auxquels ils transmettent l'excitation.

Quant au sympathique, malgré qu'il y ait encore quelque incertitude sur plusieurs points, on paraît assez d'accord pour admettre que les filets vertébraux doivent jouer un certain rôle, puisque leur section entraîne généralement la glycosurie. Le même effet s'observerait sur les ganglions cervicaux, d'après les expériences de Pavy (1) et celles de Cyon et Aladoff (2) ; je dois dire cependant que les résultats annoncés par ces auteurs n'ont pu être obtenus par d'autres physiologistes, le professeur Vulpian, par exemple (*Leçons sur l'appareil vaso-moteur*, t. II).

Il m'eût sans doute été facile de multiplier les faits de glycosurie expérimentale produite chez les animaux par lésions diverses du système nerveux ; mais, outre que les savants sont encore loin d'être d'accord sur bien des points, comme je l'ai déjà fait remarquer, beaucoup de ces résultats sont restés sans application, quelquefois même sans explication satisfaisante.

(1) Pavy, *op. cit.*, p. 165 à 172.

(2) *Bulletin de l'Académie de Saint-Pétersbourg*, t. VIII, p. 91 à 109.

ARTICLE II.

GLYCOSURIE MORBIDE OU SPONTANÉE.

§ 1. Glycosurie par lésion traumatique.

Avant les expériences de Cl. Bernard sur la piqûre du bulbe, on peut dire que la glycosurie traumatique était à peu près inconnue. Il en existait bien quelques cas isolés, dont le plus connu est celui de Larrey aîné; mais ces faits étaient passés inaperçus, ou du moins sans que la pathogénie en fût établie. C'est à partir de la publication des résultats qu'avait donnés à Cl. Bernard la piqûre de la moelle allongée, que les médecins recherchèrent dans la pathologie humaine des faits analogues et ne tardèrent pas en effet à en trouver bon nombre. Ainsi, Fischer a réuni trente-cinq cas de glycosurie d'intensité variable, depuis la glycosurie tout à fait passagère, pareille à celle des animaux, jusqu'au diabète confirmé, avec son cortége habituel de symptômes (1). Les recherches que j'ai faites sur ce point me permettraient d'en ajouter encore au moins une vingtaine : si le sujet était plus nouveau, j'aurais rapporté quelques-uns de ces faits; mais la question est aujourd'hui si connue, que cela m'a paru superflu.

On a tout d'abord contesté, pour un certain nombre des cas publiés, une origine nettement nerveuse. Mais en admettant qu'il ait pu y avoir parfois simple coïncidence entre la glycosurie et la lésion traumatique, il en reste assez où la relation de cause à effet est trop bien

(1) *Archives de médecine*, 1862, t. II. — Le mémoire renferme en réalité quarante-trois cas; mais il faut en éliminer huit, où on n'a constaté que de la polyurie.

établie pour que la glycosurie, chez l'homme, par traumatisme du système nerveux soit aujourd'hui parfaitement démontrée.

Toutefois, la pathogénie de la glycosurie traumatique observée chez l'homme ne se présente pas toujours avec les mêmes caractères de netteté que celle qu'on reproduit si aisément sur le lapin ou le chien par la lésion du bulbe ou des parties voisines. Les éléments étiologiques de cette glycosurie ne sont du reste pas aussi simples que l'opération si précise de la piqûre diabétique expérimentale. Dans les faits cliniques, il faut évidemment faire entrer en ligne de compte la commotion cérébrale, dont les signes passent parfois inaperçus, mais qui n'en sont pas moins succeptibles, en dehors de toute autre lésion traumatique, de provoquer la glycosurie. Ensuite, il faut faire la part des altérations que tout traumatisme violent peut produire, épanchement sanguin ou séreux, déchirure ou destruction d'éléments anatomiques nerveux, etc., altérations qui, parfois également, mais dans des conditions mal déterminées, sont capables d'amener la glycosurie. Cl. Bernard a du reste produit la glycosurie chez un chien dans des circonstances tout à fait analogues à celles qui se rencontrent dans le diabète traumatique chez l'homme, en frappant avec un marteau sur la partie postérieure du crâne de l'animal, ce qui a déterminé une fracture et une hémorrhagie cérébrale.

Si maintenant l'on veut rechercher quelle est la partie du système nerveux dont la lésion entraîne la glycosurie dans les cas de diabète traumatique, on comprendra aisément à quelles difficultés on doit se heurter. On peut, il est vrai, prétendre que, en pareil cas, le bulbe est toujours intéressé d'une façon ou d'une autre, soit directement, soit par lésion d'organes voisins ou en rapport avec lui. Je pense qu'il en doit être ainsi dans plus d'un cas et l'on peut invoquer à l'appui le témoignage de plusieurs faits dans lesquels l'autopsie a montré des lésions physiques ou organiques du bulbe ou des parties immédiatement en rapport avec lui. Mais ce qu'il importe de faire remarquer, c'est que la plupart des cas où la glycosurie avait été très-intense et accompagnée des phénomènes généraux propres au diabète, s'étaient produits à la suite d'un traumatisme de l'occiput, partie du crâne la plus directement en rapport avec le bulbe. Ainsi, sur dix-sept cas (en réunissant ceux du travail de Fischer et les miens) de diabète consécutif à un traumatisme de la tête, je trouve quatre fois siége indéterminé, huit fois l'occiput a été en cause, quatre fois le sommet ou les côtés et une fois le front.

En somme, les faits de glycosurie traumatique observés chez l'homme peuvent parfaitement, comme je l'indiquais plus haut, être attribués à une lésion du système nerveux portant sur le bulbe, soit directement, soit indirectement par l'intermédiaire des parties voisines ou de quelque autre point du système cérébro-spinal.

Comme je n'ai à m'occuper ici que de l'étiologie, je ne m'attarderai pas à caractériser la glycosurie ainsi produite, qui plus d'une fois a été un vrai diabète, ainsi qu'on peut s'en assurer par la lecture des observations (1).

(1) Voir les observations XIV à XXI du mémoire de Fischer, et en outre deux cas de Harley, deux cas de Klée, deux cas d'Andral, un cas de Pavy, etc., etc.

§ 2. Glycosurie par lésion organique.

1° *Quatrième ventricule et moelle allongée.*

De l'action spéciale exercée par la piqûre du plancher du quatrième ventricule on devait induire que les diverses lésions de ce point limité de l'encéphale pourraient produire la glycosurie. En effet, peu de temps après les découvertes de Cl. Bernard, les Bulletins de la Société anatomique enregistrèrent presque coup sur coup, ou à peu d'intervalle, cinq ou six faits de lésions du plancher chez des individus qui, durant la vie, avaient présenté peu ou beaucoup de sucre dans les urines; et naturellement on était tout disposé à voir là la lésion anatomique spéciale du diabète. Cela rappelait peut-être un peu trop les succès des médicaments nouveaux. Il est certain que les observations ultérieures n'ont pas été proportionnellement aussi nombreuses, ni aussi démonstratives. Levrat-Perroton observa dans le service de Gromier, à Lyon, et prit pour sujet de thèse (Paris, 1859) un cas assez remarquable de tumeur du quatrième ventricule chez une femme qui avait été diabétique en même temps qu'elle avait présenté des symptômes de sa lésion cérébrale. Depuis, quelques autres faits du même genre, mais en petit nombre, ont été publiés de loin en loin dans les recueils périodiques. Dans ces dernières années, le docteur Verron a étudié, dans une dissertation inaugurale très-intéressante, les tumeurs du quatrième ventricule et voici, en retirant le fait de Levrat-Perroton que je viens de citer, les renseignements qu'elle fournit sur le point dont je m'occupe : sur dix-sept observations rapportées dans ce travail, dix sont absolument muettes sur la question des urines; deux sont très-explicites sur l'absence du sucre ; total, douze négatives ou du moins pas affirmatives. Sur les cinq autres, une nous montre un cas de diabète insipide, une autre mentionne des envies fréquentes d'uriner, sans plus d'indications; enfin les trois restant sont très-affirmatives quant à la glycosurie, c'est donc trois sur dix-sept (1).

Il est permis de conclure de ce qui précède que la glycosurie et même le diabète peuvent être produits chez l'homme par une lésion du quatrième ventricule, néoplasme ou même hémorrhagie; mais ce n'est pas là une lésion spéciale au diabète. Je ne prétends pas pour cela que, dans tous les cas où l'on a constaté une lésion quelconque du quatrième ventricule alors qu'il y avait eu glycosurie ou diabète du vivant de l'individu, on doive admettre nécessairement une relation de cause à effet ; mais il est incontestable que dans un certain nombre de cas la chose n'a pas été douteuse et par suite la question d'étiologie se trouve jugée.

Ce que je viens de dire du quatrième ventricule s'applique de tout point à la moelle allongée. Les observations de Harley (2), de Dompeling (3), de Brugnoli (4), de Liouville (5) et bien d'autres, offrent des cas de lésion du bulbe chez des individus qui avaient été ou glycosuriques ou diabétiques; et chez la plupart la relation de cause à effet entre la lésion et la glycosurie ou le diabète a été établie.

(1) *Thèses de Paris*, 1874, n° 280.
(2) *Op. cit.*, p. 38, et *the Lancet*, 1860, t. I.
(3) *Archives de médecine*, 1869, t. I, p. 622.
(4) *Bulletin de thérapeutique*, 1862, t. LXIII, p. 576.
(5) *Société de biologie*, 17 mai 1873.

A côté des faits qui précèdent, il faut ranger ceux où la glycosurie a paru dépendre d'une lésion cérébrale moins bien localisée peut-être, mais siégeant cependant dans le voisinage immédiat du bulbe, comme les cas de Trousseau (1), de Brown (2), etc., etc.

2° *Cerveau.*

Pour en finir avec l'encéphale, il me reste à signaler l'hémorrhagie cérébrale considérée comme cause de glycosurie.

Dans ces derniers temps, M. A. Ollivier recueillit douze observations, dont cinq ont été publiées (3), dans lesquelles la glycosurie avait été constatée presque immédiatement après une attaque d'apoplexie chez des sujets qui, très-vraisemblablement, n'en présentaient pas auparavant. Cette série de cas nous offre cela de particulier, c'est que la glycosurie a été d'une intensité très-modérée et n'a pas été accompagnée des autres symptômes habituels du diabète, sauf quelquefois la polyurie. Celui-ci aurait-il fini par s'établir si la mort n'était pas survenue? C'est ce qu'il est bien difficile de dire. Il est permis de croire par ces faits que d'autres cas d'apoplexie cérébrale à la suite desquels on a observé le diabète confirmé ont bien pu présenter, immédiatement après l'attaque, un peu de glycosurie, qui s'est plus tard transformée en diabète. Il est à remarquer toutefois que, dans les cas de M. Ollivier, la glycosurie a disparu en quelque sorte spontanément après une courte durée, si

(1) Trousseau, *Clinique*, t. II, p. 748, 3e éd.
(2) H. Dickinson, *op. cit.*, p. 67.
(3) *Gaz. hebdom.*, 1874, et tirage à part. G. Masson, 1875.

bien que je me demande si elle n'a pas été produite par une espèce d'ébranlement nerveux occasionné par l'attaque apoplectique et qui a retenti sur le centre nerveux glycogénique, la moelle allongée. C'est là du reste l'opinion de l'auteur, et je ne vois pas qu'on puisse donner une explication plus satisfaisante.

En somme, la glycosurie observée par M. Ollivier, dans les cas dont il vient d'être question, est celle qui, par la plupart des circonstances qui l'ont accompagnée, se rapproche le plus de la glycosurie expérimentale produite chez les animaux par la piqûre du bulbe : la seule différence capitale qu'il y ait, c'est que, dans cette dernière, la lésion a toujours porté sur le quatrième ventricule ou un point en rapport immédiat ou très-voisin, tandis que sur les cinq autopsies dont M. Ollivier nous donne le détail nous trouvons le bulbe toujours sain, et deux fois seulement les lésions n'ont été que dans le voisinage de cet organe; dans les trois autres cas, les foyers hémorrhagiques intéressaient des points vraiment trop éloignés du bulbe pour pouvoir admettre autre chose qu'un ébranlement plus ou moins intense, comme je l'ai dit tout à l'heure. Malgré cette dernière divergence, je ne connais pas d'autre travail où la clinique et la physiologie expérimentale se trouvent dans une concordance aussi intime.

Dans les cas qui précèdent, il ne s'agit que de glycosurie, de même que dans un autre observé par Becquerel et relatif à un homme de soixante-deux ans, atteint depuis huit mois de paralysie de la langue et de paraplégie et qui, sans polyurie ni polydipsie, avait 4 à 5 grammes de sucre par litre. Mais les lésions cérébrales peuvent donner lieu aussi à un vrai diabète, témoin les faits que rapporte Pavy et dont l'un lui a été communiqué par le docteur Barlow et l'autre par sir W. Gull : c'est assez dire qu'ils présentent tous les caractères d'authenticité voulus ; témoin encore certains cas de Becquerel, d'autres encore cités par Marchal (de Calvi), pour montrer l'influence du diabète sur le développement des affections cérébrales, mais qu'on peut hardiment interpréter à rebours (par exemple les observations XXXIV, XXXVIII, XXXIX, LXXV et XCVIII de son livre). Ce n'est pas que je conteste l'influence possible du diabète sur la genèse des lésions nerveuses : bien qu'on manque de faits anatomo-pathologiques pour l'appuyer, la science possède des observations où cette pathogénie est rendue très-vraisemblable et même évidente. Je crois cependant que, jusqu'à plus ample informé, la proposition inverse, c'est-à-dire l'influence des affections cérébrales sur la production du diabète, est encore mieux établie.

Je rattacherai à cet ordre d'idées le diabète survenu par l'effet de lésions syphilitiques, parce qu'il s'agit ici plutôt de lésion cérébrale que de syphilis ; en d'autres termes, je crois que la syphilis agit pour déterminer la production du diabète surtout par les altérations qu'elle peut provoquer dans le système nerveux. Pourtant, telle n'est pas l'opinion de M. Lecorché, pour qui le diabète peut être produit par la syphilis en tant que diathèse et non pas seulement par les manifestations tertiaires intéressant le système nerveux. Dans tous les cas, l'influence de ces dernières comme cause de diabète n'est contestée aujourd'hui par personne : les deux faits de

Dubb (1), celui de Leudet (2), celui — je devrais dire les deux — de Seegen (3), et d'autres encore, suffisent pour légitimer l'étiologie que j'indique.

3° *Moelle épinière.*

Les cas de diabète ou même de glycosurie par lésion de la moelle épinière ne sont pas communs ; ils sont certainement bien moins fréquents que ceux qui ont une origine encéphalique. Ce fait clinique est d'ailleurs d'accord avec la pathologie expérimentale Ce n'est pas qu'on n'ait maintes fois constaté des lésions de la moelle chez des individus morts diabétiques ; mais il est évident que, pour un certain nombre de ces cas, la plupart probablément, il y a eu simple coïncidence. Quant aux autres, il n'est peut-être pas toujours aisé de bien établir les rapports entre ces altérations et l'affection dont il s'agit ici. Toutefois, il existe des observations assez précises où le diabète a pour origine, sinon manifeste, du moins très-probable, un trouble de la moelle. Le docteur Gouraud a vu survenir le diabète chez un monsieur frappé de paraplégie douze ou quinze ans auparavant (4) : cette paraplégie avait, il est vrai, duré très-peu de temps ; mais il était resté un peu d'affaiblissement dans les membres inférieurs qui dénotait, l'état général étant excellent, que la moelle avait gardé quelque atteinte. Becquerel rapporte, dans le mémoire auquel j'ai précédemment emprunté un cas (5), deux faits plus

(1) *Prag. Vierteljahr.*, 1863.
(2) *Op. cit.*, obs. IX, p. 298.
(3) *Op. cit.*, obs. CXXIV et CXXXIV, p. 327 et 332.
(4) Logerais, *Du diabète sucré*, etc., 1873, p. 18.
(5) *Moniteur des hôpitaux*, 1857.

démonstratifs, l'un de myélite, l'autre d'hémorrhagie rachidienne, suivis tous les deux de glycosurie. Siebert (1) a fourni un autre fait analogue à ce dernier. Enfin, Kuncker a observé chez un jeune Américain un diabète intense qui s'était développé sous l'influence d'une méningo-myélite partielle (2).

4° *Névroses.*

L'influence des névroses sur la production de la glycosurie ou du diabète, singulièrement exagérée à l'époque des premières recherches de Cl. Bernard sur la piqûre de la moelle allongée, ne peut être contestée, réduite à de certaines limites. Les recherches de Reynoso et de Michéa n'ont guère été confirmées dans leurs résultats généraux; mais il est évident que la chorée, l'épilepsie, l'hystérie, le délirium tremens, ont plus d'une fois déterminé la glycosurie et même le diabète; les cas de Roberts, d'Andral, de Seegen, en témoignent. On a également trouvé les urines sucrées dans certains cas de paralysie générale, de paralysie agitante, de démence (3). Quant à cette dernière maladie, les investigations ont reçu des développements importants et ont permis de constater des faits intéressants. Ainsi, M. Lallier (de Rouen), qui avait déjà noté la présence de faibles quantités de sucre chez des malades affectés, l'un de manie aiguë, les deux autres d'épilepsie, rap-

(1) et (2) Halpryn, *Thèses de Paris,* 1872, n° 245, p. 38.

(3) Le mécanisme de la glycosurie dans les névroses en général est un peu obscur : faut-il admettre que le bulbe est primitivement en cause, ou qu'il est seulement influencé par action réflexe? C'est ce que je n'essayerai pas de préciser.

porte en 1869 (1) trois cas de diabète observés chez des aliénés. Enfin, M. Howship Dickinson, ayant remarqué une certaine analogie entre les lésions nerveuses trouvées dans la paralysie générale et celles qu'il avait constatées dans le diabète, eut l'idée de rechercher le sucre dans l'urine des aliénés de *Bethlehem Hospital.* « Sur les 106 cas examinés, on a constaté la réduction plus ou moins considérable du cuivre dans 47 cas, parmi lesquels 29 d'une façon peu sensible, 18 très-nettement et 3 indiquant très-nettement une forte proportion de sucre. Dans aucun cas le sucre n'a été assez abondant pour donner à l'urine ou aux symptômes les caractères d'un diabète manifeste. C'est dans la manie, et principalement dans la forme aiguë, et la mélancolie qu'on a trouvé le plus souvent du sucre. Dans ces affections, la présence de trace de sucre est plutôt la règle que l'exception (2). »

5° *Lésions communes au cerveau et à la moelle.*

Cette analogie entre les lésions nerveuses de la paralysie générale et celles du diabète constatée par le docteur Dickinson m'amène tout naturellement à parler ici de ces altérations qui, intéressant aussi bien la moelle que l'encéphale, ne pouvaient trouver leur place qu'après qu'il avait été question des maladies spéciales à chacun de ces organes. Je tiens d'autant plus à indiquer les résultats qu'a signalés ce médecin distingué qu'ils ont été généralement reproduits chez nous d'une façon tout à fait incomplète, parfois même inexacte.

(1) *Annales médico-psychologiques,* 1869.
(2) *Op. cit.,* p. 63.

Voici donc, en quelques mots, quelles sont les lésions nerveuses constatées par le docteur Dickinson dans onze autopsies de diabétiques, ce qui justifierait jusqu'à un certain point l'épithète de *constantes* qu'il leur a donnée. Si j'insiste, bien entendu, sur ce point d'anatomie pathologique, c'est uniquement parce que, pour l'auteur que je cite, ces lésions sont la cause même du diabète.

La substance blanche du cerveau et de la moelle présente, sur des coupes fraîches ou durcies, un aspect cribriforme, visible même à l'œil nu, et résultant de la résorption du tissu nerveux. Ces vacuoles, disséminées un peu partout, mais surtout dans les parties centrales, se rencontrent le long des vaisseaux et, suivant la période à laquelle on observe la lésion, on trouve dans leur intérieur soit des cristaux d'hématine, soit des produits de dégénération des éléments nerveux ou du tissu aréolaire provenant de la gaîne des vaisseaux, et quelquefois, quand tous ces éléments ont été résorbés, on ne trouve plus rien dans ces cavités. La marche probable de la lésion est donc la suivante : extravasations sanguines, dégénération localisée du système nerveux là où se sont déposés des corpuscules sanguins, résorption graduelle de l'extravasat sanguin, des débris d'éléments cellulaires et nerveux, et, comme résultat final, une place vide, ou vacuole, irrégulièrement disposée et d'étendue très-variable, quelquefois visible seulement au microscope, d'autres fois susceptible de loger un petit pois.

Ces lésions affectent surtout la substance blanche et rarement la substance grise. On les rencontre également dans la moelle épinière, mais elles y sont moins remarquables que dans le cerveau. C'est dans les parties centrales de l'encéphale, et notamment dans la moelle allongée, qu'on les trouve en plus grand nombre (1).

Pour l'auteur dont je viens de résumer très-brièvement les recherches, ces lésions nerveuses seraient bien réellement primitives et non pas consécutives au diabète : « Elles sont l'origine de la maladie dont la glycosurie est le symptôme dominant. » Une objection cependant se présente : ces altérations ne pourraient-elles pas être l'effet de la viciation du sang par la présence du sucre en excès? Mais alors, répond l'auteur, elles devraient se rencontrer là où la plus mince barrière sépare le sang du système nerveux, c'est-à-dire en rapport avec les capillaires. Or, c'est au contraire sur le trajet des artères, et des plus volumineuses même, qu'on les trouve. Mais comment expliquer cette extravasation du sang sans lésion des vaisseaux, car le docteur Dickinson a constaté que les artères n'étaient pas athéromateuses, pas malades. Là est évidemment un point faible, une impasse d'où on ne se tire pas par la seule intervention de la tension artérielle.

Quoi qu'il en soit, voilà où en est la question. Les recherches du docteur Dickinson n'ont été jusqu'à présent ni confirmées, ni infirmées (2). Quant à l'interprétation que leur auteur en a donnée, j'ai montré que si elle est jusqu'à un certain point admissible, elle n'est cependant pas à l'abri de toute objection. Dans tous les

(1) *Op. cit.*, p. 33 à 42.

(2) Tout récemment, le docteur Goodhart, médecin à Guy's Hospital, a publié le résultat de plusieurs autopsies de diabétiques, et l'on y voit qu'il n'a pu constater les lésions décrites par le docteur Dickinson.

cas, elles m'ont paru mériter plus d'attention qu'on ne leur en a donné jusqu'à présent.

6° *Système sympathique et nerfs.*

Je n'ai que peu de chose à dire sur le rôle que ces nerfs peuvent jouer dans la production de la glycosurie. J'ai dit précédemment que les données fournies par l'expérimentation sur les animaux n'avaient pas offert, quand il s'est agi du sympathique ou des nerfs périphériques, cette concordance présentée par les recherches opérées sur la moelle allongée. La pathologie humaine est peu riche en faits de nature à mettre en lumière l'influence étiologique de ces organes au point de vue qui nous occupe. On a signalé des cas de diabète survenu consécutivement à des accès de névralgie faciale (Thomson), ou de sciatique, une dentition difficile (Morton), des anesthésies partielles et des névralgies multiples (Andral), excès de coït (Dickinson), pratiques hydrothérapiques trop énergiques (Bouchardat), ingestions de boissons froides le corps étant en sueur, la morsure d'un rat (Latham), présence de vers (Devay, Furstenau), etc., etc.

On comprend qu'il est à peu près impossible de discuter la légitimité de l'étiologie invoquée pour chacun de ces cas : tout ce qu'on peut dire, c'est que, étant admise la cause indiquée, on peut aisément la mettre sous la dépendance du système nerveux par action réflexe. Je dirai même que je ne vois pas d'explication plus plausible pour la pathogénie de la plupart des faits précédents. En réalité donc, bien que le point de départ de l'excitation nerveuse se trouve sur la périphérie, ce n'est que par la transmission de cette excitation à l'encéphale que la glycosurie ou le diabète se sont manifestés. C'est également ainsi que je m'explique ce remarquable cas de diabète observé par M. Henrot (de Reims) chez un individu dont le pneumogastrique droit était affecté d'une tumeur de la grosseur d'une aveline (1). Nyman avait déjà, vingt ans auparavant, constaté une tumeur de même volume sur le pneumogastrique droit d'un individu depuis longtemps diabétique ; c'était le troisième cas de ce genre rencontré par ce dernier auteur (2). Enfin, dans une communication faite récemment (3 avril 1877) à l'Académie de médecine, M. A. de Fleury a annoncé avoir constaté, dans quatre nécropsies de diabétiques, l'hypertrophie d'un des pneumogastriques.

§ 3. Influences morales.

Le rôle étiologique du système nerveux, dans la glycosurie, serait incomplétement exposé si l'on ne montrait la grande part qui revient aux causes morales, c'est-à-dire aux chagrins, aux soucis d'affaires, aux émotions violentes et brusques, etc. En cela, il en est de la glycosurie comme de bien d'autres maladies, et on serait tenté de n'y voir qu'une étiologie banale. Mais appuyé par la pathologie expérimentale et par la clinique, confirmé par l'anatomie pathologique, le rôle étiologique du système nerveux acquiert une importance exceptionnelle, et par suite, l'influence des causes morales qui en découle sort des généralités courantes et mérite une sérieuse considération.

(1) *Bulletin de la Société médicale de Reims*, n° 13, p. 118 à 122.
(2) *Swedish Transact.*, 15 juillet 1857.

Il me serait très-facile de citer vingt, trente observations et même davantage, où cette influence paraîtrait incontestable et pourrait être considérée comme l'étiologie la plus rationnelle. Je crois pourtant qu'en pareille occasion le nombre des faits doit frapper moins que la valeur des témoignages. Or, je n'en connais pas de meilleurs que l'opinion exprimée par les médecins les plus compétents, soit par leurs études spéciales, soit par la grande notoriété attachée à leur nom. Voici donc ce qu'ont dit sur ce point divers auteurs :

« Combien sont nombreux les malades qui font remonter la première invasion de la glycosurie à de profonds chagrins ! Cette indubitable influence peut trouver deux explications : la première, c'est la relation entre les phénomènes nerveux et la fonction glycogénique ; la seconde, c'est l'inertie dans laquelle nous plongent les grandes perturbations morales.

« Il est peu de faits qui démontrent plus nettement l'influence du moral sur les phénomènes physiques. Un accès violent de colère s'accuse immédiatement par une augmentation de glycose dans les urines, toutes choses restant égales d'ailleurs. Un abus vénérien a fait également dans bien des cas augmenter la qnantité de glycose rendue par un glycosurique, ou reparaître ce principe après une disparition de plusieurs mois (1). »

Et ailleurs : « Trop souvent j'ai pu rattacher la production ou l'augmentation de glycose dans les urines à des troubles du système nerveux, pour qu'il soit possible de ne pas reconnaître la réalité de cette influence. L'évo-

(1) Bouchardat, *De la glycosurie*, etc., 1875, p. 244.

lution ou l'aggravation de la glycosurie sous l'influence de vifs et profonds chagrins, est un fait clinique dont je vérifie presque journellement la vérité (1). »

« Si l'on m'interroge sur la maladie elle-même, dit Camplin, je dirai que je suis tenté de la classer parmi les névroses, pensant qu'elle provient d'un affaiblissement ou d'une perturbation du système nerveux ; cependant, je crois que le régime y entre pour beaucoup. » Plus tard, en 1860, il dit ceci : « Je persiste à croire que la grande cause de cette maladie est l'épuisement du système nerveux. Beaucoup de nos malades étaient des membres du clergé, des médecins accablés de travaux, d'autres par les angoisses d'esprit ; une femme, après avoir nourri et perdu ses enfants ; deux à la suite d'une fièvre typhoïde, une après une frayeur ; un jeune homme de dix-neuf ans après avoir été attaqué par un chien, ses nerfs étant violemment ébranlés, après quelques semaines de faiblesse, le diabète parut. » Enfin en 1863 : « Les causes du mal dans mes nouveaux cas ont été les mêmes : fatigues excessives, angoisses morales ; souvent ces deux causes réunies ; dans un petit nombre de cas, la maladie a été motivée par des accidents : chez un jeune homme déjà souffrant, par une explosion de poudre ; une autre fois, un jeune homme vigoureux et bien portant ayant été blessé par l'explosion d'une chaudière de machine à vapeur, le diabète s'ensuivit (2). »

M. Balth. Foster, qui, dans un livre de clinique remarquable par son excellent esprit pratique aussi bien que par ses vues originales, s'est assez longuement occupé

(1) Bouchardat, *op. cit.*, p. 165.

(2) Bouchardat, *op. sup. cit.*, note XXVIII.

du diabète, fait remarquer que neuf malades sur les dix-sept dont il rapporte l'histoire, attribuaient leur maladie à des causes morales, et il ajoute : « Prout considérait l'anxiété et le chagrin comme une des causes excitantes du diabète les plus fréquentes; et mon expérience me porte à les considérer comme le plus fréquent parmi les antécédents communément mentionnés dans le diabète. »

Seegen, sans s'expliquer sur la fréquence relative des influences morales dans l'étiologie du diabète, constate qu'un grand nombre de ses malades ont rapporté l'affection à cette cause et il cite à l'appui quelques faits assez frappants.

Pavy, dont personne ne récusera la haute compétence, est fermement convaincu que les influences morales sont susceptibles de produire le diabète par l'intermédiaire du système nerveux. Il a vu plusieurs cas dans lesquels la maladie avait été occasionnée par les chagrins, de l'anxiété ou un excès de travail intellectuel; du reste, pour lui, ainsi qu'il l'a dit récemment à la *London Clinical Society* (séance du 28 avril 1876), le diabète est une névrose et sir William Jeuner s'est déclaré sur ce point complétement de son avis.

Je pourrais continuer encore longtemps ces citations et faire appel à d'autres autorités, Marchal (de Calvi), Poincaré, Cl. Bernard, H. Dickinson; mais je crois en avoir assez dit pour montrer que les influences morales doivent occuper un rang important parmi les causes sinon prédisposantes, du moins puissamment excitantes du diabète.

Avant de quitter ce sujet, je veux signaler une observation assez curieuse faite par G. Harley. Il s'agit d'un étudiant en médecine dans l'urine duquel on constata la présence du sucre pendant trois semaines consécutives d'un travail excessif. Après un repos d'une quinzaine, le sucre disparut, pour reparaître quelques jours après la reprise du travail et disparaître de nouveau par le repos (1).

J'ai observé, il y a un an, à Vichy, un fait tout aussi frappant : chez un diabétique en voie d'amélioration sous l'influence de huit jours de traitement, j'ai vu la quantité de sucre passer, du jour au lendemain, de 46 grammes à 90 à la suite d'une perte considérable d'argent au jeu.

(1) *Op. cit.*, p. 42.

CHAPITRE II.

APPAREIL DIGESTIF.

ARTICLE I.

ESTOMAC.

L'idée de placer la source du diabète dans une perversion des fonctions de l'estomac ne date pas d'hier. Sans chercher à remonter plus haut, je rappellerai que Rollo, un des auteurs qui ait su tirer le plus de lumières du plus petit nombre de faits, a défendu cette doctrine avec beaucoup de logique et une grande apparence de raison. La pathogénie du diabète, telle que la concevait Rollo, est d'ailleurs la base de celle adoptée par Bouchardat et bien que cette dernière ne soit peut-être pas la plus en faveur, la notoriété et la haute compétence de son auteur d'une part, d'autre part l'influence incontestable qu'elle a eue sur les progrès accomplis dans le traitement du diabète, méritent qu'on lui consacre quelques développements.

A l'état normal, les matières sucrées et féculentes ne subissent pas de modification essentielle dans l'estomac : les premières n'ont été nullement altérées par les sucs déversés dans la bouche ; les autres arrivent dans le ventricule imprégnées des liquides salivaires et ayant subi un commencement de transformation qui s'arrête pendant le séjour dans l'estomac pour reprendre ensuite en arrivant dans l'intestin grêle et sous l'influence du liquide pancréatique. C'est aussi dans l'intestin que s'opère la transformation du sucre de canne, non directement assimilable, en sucre de raisin, le seul apte à être utilisé dans l'organisme. Or, on sait que, la digestion intestinale se faisant lentement et se poursuivant sur une grande étendue de surface digestive, les produits de transformation des matières susceptibles de fournir du sucre de raisin, le glycose en un mot, passe peu à peu par les voies de l'absorption dans le système circulatoire, et c'est précisément à ce passage lent et progressif qu'est due sa non-apparition dans les urines parce que, arrêté en partie par le foie, il se trouve ainsi dans le sang juste en proportion suffisante pour subvenir aux besoins de l'organisme.

Voilà donc comment les choses se passeraient à l'état normal. Or, Bouchardat, ayant eu occasion d'examiner les matières vomies par un diabétique peu de temps après un repas, y constata la présence d'un ferment diastatique, c'est-à-dire capable de transformer la fécule en sucre. Ce fait, confirmé dans d'autres circonstances identiques, fut la base de la théorie de cet auteur. Il en conclut en effet que, chez les glycosuriques, la transformation des féculents, au lieu de se faire lentement et progressivement dans l'intestin, s'opérait dans l'estomac et avec une énergie proportionnelle à l'amplitude de ce viscère et à sa vaste surface d'absorption. Il arrivait dès lors que le sucre était versé dans le sang rapidement et en grande quantité, que le foie ne pouvait plus servir de barrière efficace à cette trop forte proportion de sucre qui lui survenait à la fois et que l'excès de ce principe passait dans les urines.

Reste maintenant à expliquer pourquoi la digestion des féculents s'opère chez les glycosuriques dans l'estomac plutôt que dans l'intestin. C'est là le point le plus délicat et le plus vulnérable de la pathogénie glycosurique de Bouchardat.

Ce professeur admet que les divers ferments digestifs chargés de transformer chaque classe d'aliments sont, à un certain degré, susceptibles de se remplacer dans certaines circonstances, ou du moins de se modifier de manière à acquérir des propriétés nouvelles. Sous l'influence aussi d'une trop grande quantité d'aliments pris à la fois, le ventricule prend un développement excessif et il se produit une espèce de perversion du ferment gastrique par laquelle il devient apte à transformer les féculents.

« Si l'on adopte ces idées, dit l'auteur en question, la cause la plus importante de la glycosurie serait l'usage continu des féculents à dose exagérée, coïncidant avec une dilatation anormale de l'estomac et une perversion dans la nature du ferment digestif contenu dans le suc gastrique, ou, pour me résumer en une phrase, dans la production d'un ferment diastatique trop abondant et trop énergique. La maladie consisterait alors dans une exagération et dans le transport d'une fonction normale.

« On comprendrait alors très-bien comment la maladie présenterait le plus souvent une marche insidieuse et progressive, car cette exagération fonctionnelle commence insensiblement et ne s'accroît que successivement. La maladie une fois enracinée, on en trouve une explication satisfaisante dans l'application de la loi de continuité d'action. On sait, en effet, que lorsqu'une transformation s'exécute, lorsqu'une fonction pathologique est établie, elle se continue par le fait seul qu'elle existe dans des conditions où elle n'aurait pas pris naissance et dans la direction où le mouvement est imprimé (1). »

Si je ne craignais de me laisser entraîner trop loin, j'aurais exposé en entier la théorie pathogénique du diabète, telle que l'entend le savant professeur d'hygiène de Paris; mais la citation que je viens de faire me paraît mettre suffisamment en relief l'étiologie gastrique de la glycosurie.

Est-ce à dire cependant qu'il n'y ait aucune objection à élever contre cette doctrine étiologique ?

Bien des faits militent, il est vrai, en sa faveur. Le goût généralement très-prononcé des gens devenus glycosuriques pour les féculents, l'avidité avec laquelle ils mangent et qui les empêche de se livrer à une bonne mastication, la grande quantité d'aliments et de boisson qu'ils ingèrent, le développement exagéré de l'estomac observé plus d'une fois à l'autopsie, l'influence si favorable exercée par la suppression des féculents dans la majorité des cas, tous ces faits, dis-je, corroborent singulièrement cette doctrine étiologique. Mais peut-être les preuves directes de la perversion ou du déplacement de fonction sont-elles un peu insuffisantes, attendu que si Bouchardat a retiré du ferment diastatique des matières vomies par quelques glycosuriques, rien ne prouve d'abord que ce fait se produise chez la généralité et que la présence du ferment diastatique soit due à une perversion de fonction. Dans tous les cas, il est infiniment probable que si la

(1) *De la glycosurie*, etc., 1875, p. 163.

pathogénie gastrique édifiée par Bouchardat n'est pas susceptible d'une généralisation aussi large que le pense ce savant, elle n'en doit pas moins jouer un rôle important dans l'étiologie de nombreux cas de diabète. Ce que j'ai encore à dire sur l'influence de l'estomac ne fera que confirmer cette opinion.

D'autres auteurs, reprenant sous un autre nom la théorie que je viens d'exposer, ont donné pour étiologie habituelle de la glycosurie un trouble fonctionnel des voies digestives, la dyspepsie en un mot. Ceci est tout simplement une variante des idées rapportées précédemment, mais sans prétention apparente à en faire une doctrine pathogénique. Les auteurs qui ont soutenu l'étiologie dyspeptique de la glycosurie n'en sont pas moins fort absolus, comme on va le voir.

« Je n'avance pas un paradoxe, dit M. Lecoq dans un très-intéressant mémoire, en disant qu'un dyspeptique peut à volonté devenir glycosurique dans toute l'acception du mot en donnant à son estomac une alimentation chargée de principes féculents (1). » L'auteur cite du reste à l'appui de son opinion quelques faits qui prouvent que des personnes dyspeptiques peuvent devenir glycosuriques, qu'elles le deviennent même, si l'on veut, par le fait de la dyspepsie, mais non pas qu'il suffit d'être dyspeptique pour devenir à volonté glycosurique.

Prout me paraît beaucoup plus dans le vrai, précisément parce qu'il est moins absolu, lorsqu'il dit : « Il existe du sucre dans les urines chez les goutteux et les dyspeptiques plus souvent qu'on ne le croit. Des centaines d'individus

(1) *Gazette hebdomadaire*, 1863, p. 73.

vivent bien des années avec ce symptôme plus ou moins constamment présent, sans s'en douter, jusqu'à ce que survienne de la polyurie (1). »

Le docteur Hédouin, qui a beaucoup vécu dans l'intimité de Beau et de la dyspepsie, va beaucoup plus loin peut-être que M. Lecoq. En effet, ce dernier dit que les dyspeptiques peuvent à volonté devenir glycosuriques dans de certaines conditions de régime; pour M. Hédouin, qui dit dyspeptique dit glycosurique, et *vice versa*. Dans la glycosurie, « le dérangement des fonctions digestives commence tout; on s'en assure en constatant des symptômes qui sont les mêmes, aussi bien dans la glycosurie que dans la dyspepsie » (2).

Il y a évidemment dans ces assertions une certaine exagération dont les gens qui ont trop creusé un sujet ne sont pas toujours maîtres de se débarrasser. Il s'agirait donc de rechercher jusqu'à quel point la dyspepsie, dans ses formes variées, peut être considérée comme cause de diabète.

Notons d'abord que la dyspepsie, considérée comme symptôme, n'est déjà pas très-fréquente chez les glycosuriques, quoi qu'en dise M. Hédouin. Petit a, il est vrai, noté des troubles digestifs chez la plupart des quelques diabétiques dont il nous donne l'histoire dans son livre sur Vichy; mais d'un autre côté, sur deux cent quarante-deux cas de diabète dans lesquels Durand-Fardel a noté l'état des fonctions digestives, il les a trouvées normales cent soixante-huit fois, c'est-à-dire environ 70 pour 100; il a constaté de la dyspepsie légère dans douze cas, très-

(1) *On Stomach and Renal Diseases*, 5th ed., p. 32.

(2) *De la médication marine*, etc., p. 55, 1876.

marquée dans trente-deux, cinq fois des troubles gastriques divers et enfin huit fois des troubles intestinaux.

Ce qui est infiniment plus intéressant, c'est l'influence même de la dyspepsie sur la production du diabète. Or, voici ce que dit le même auteur : « Plus j'étudie les dyspepsies gastro-intestinales, et plus je les crois étrangères à l'évolution des grandes diathèses, dans lesquelles on leur a fait jouer un rôle que je n'ai jamais pu clairement constater (1). »

Bien que cette opinion me paraisse trop absolue, elle n'en doit pas moins avoir une grande importance dans le débat en question, étant donnée l'autorité de son promoteur. Je crois néanmoins qu'en recherchant dans ses souvenirs ou dans ses notes, plus d'un praticien trouvera des cas de glycosurie pour l'étiologie desquels il n'a pu découvrir autre chose qu'un état dyspeptique plus ou moins accentué. Cette condition morbide suffirait sans doute bien rarement pour amener d'emblée un diabète sérieux ; mais elle agira certainement comme cause prédisposante des plus actives. Je ferai remarquer que, chez la plupart des sujets diabétiques et goutteux en même temps, il est rare que la dyspepsie n'ait pas précédé ou accompagné la glycosurie.

Si, au lieu d'en appeler à des opinions et à des souvenirs, on cherche à faire parler les statistiques, on ne trouve malheureusement pas d'abondants matériaux. Sur les quatre-vingt-quatre malades d'Andral, on voit que quatre seulement étaient dyspeptiques avant d'être diabétiques. Cantani, de son côté, sur cent soixante-huit observations,

(1) *Op. cit.*, p. 303.

n'a noté que six fois le catarrhe gastrique chronique. Quant à tous les cas isolés soit de glycosurie, soit de diabète, où un trouble gastrique a paru être l'origine du mal, il serait aussi difficile d'en faire le dénombrement que d'en garantir la donnée étiologique.

En définitive, et sans revenir sur la théorie de Bouchardat, il est incontestable que les troubles gastriques désignés sous le terme générique de *dyspepsies* doivent être considérés comme causes déterminantes de glycosurie et constituent par là une prédisposition sérieuse au diabète, lequel en effet a été plus d'une fois consécutif à de simples glycosuries dyspeptiques.

Il m'a paru intéressant de rapporter à l'appui de ce qui précède la curieuse observation suivante, qui servira en quelque sorte de transition entre l'influence pathogénique de l'estomac et celle du foie, puisque, suivant l'auteur, les deux organes étaient en cause.

« En 1852, à un moment où j'étais très-occupé à étudier la physiologie du diabète, je faisais régulièrement deux fois par jour l'essai de mon urine, et un jour j'y découvris une petite quantité de sucre. Or, le jour en question, j'avais mangé amplement de la salade d'asperge. Pensant que c'était peut-être à cette circonstance qu'était due la présence du sucre, je voulus voir ce qui se passerait en en mangeant davantage. Le jour suivant, le sucre ayant complétement disparu de l'urine, je mangeai de la même salade au repas du matin et dans l'après-midi. Le soir, l'essai de l'urine m'y montra nettement la présence du sucre. Comme l'observation avait beaucoup d'intérêt pour moi, je résolus de poursuivre mes expériences sur ce sujet, de façon à constater pendant combien d'heures pourrait persister cette glycosurie. Pendant deux jours je mangeai copieusement de la salade d'asperge, en ayant soin de la faire aussi relevée que possible de poivre et de vinaigre. Le résultat dépassa mon attente, car au lieu de voir le sucre disparaître de l'urine quelques heures après que j'avais cessé le régime en question, la glycosurie persista pendant plusieurs jours, si bien qu'à la fin je craignis sérieusement qu'elle ne devînt permanente. Le soir du quatrième jour, le sucre avait presque complétement disparu; mais le cinquième jour il reparut plus abondant, au point qu'une goutte d'urine tombant sur ma chaussure y laissait une tache blanche distincte. Je ne pus m'expliquer cette réapparition de la glycosurie, d'autant plus que j'avais soigneusement surveillé mon régime pendant les deux jours précédents (1). »

J'ai rapporté tout au long cette observation intéressante de glycosurie, parce que l'auteur l'attribue à un trouble digestif et à une surexcitation du foie. Elle figure en effet dans un paragraphe de son ouvrage sous le titre de *Troubles de la fonction digestive considérés comme source de diabète.*

ARTICLE II.

FOIE.

Autant il pouvait paraître naturel, avant ces vingt-cinq dernières années, de rechercher dans l'estomac l'origine du diabète, autant on a été disposé depuis à trouver dans le foie le principal élément étiologique de

(1) G. Harley, *op. cit.*, p. 4[illegible]

cette maladie. En effet, la découverte de la fonction glycogénique du foie, en faisant de cette glande la source la plus importante du sucre en circulation dans l'organisme, avait pour corollaire en quelque sorte obligé la localisation de la glycosurie dans un trouble fonctionnel de cette glande considérée soit dans son ensemble, soit seulement dans les éléments mis en jeu dans la fonction glycogénique. Il s'agit donc d'établir jusqu'à quel point ces prévisions se sont réalisées.

Bien avant qu'on connût la fonction glycogénique du foie, on avait songé au rôle possible de cet organe dans la production du diabète. Actuarius est le premier parmi les anciens, et Mead parmi les modernes, qui aient placé dans un trouble fonctionnel du foie la source du diabète. D'après Latham, plusieurs médecins contemporains de Mead étaient sur ce point du même avis.

Peut-être y aurait-il lieu de présenter ici un rapide aperçu de la fonction glycogénique du foie ; mais ce sujet est aujourd'hui si connu, qu'il me paraît superflu de le traiter à nouveau.

Le foie joue, par rapport au sucre, le rôle d'un organe à la fois producteur et modérateur : il produit le sucre par la transformation du glycogène qu'il sécrète et il modère et régularise la quantité de sucre en circulation dans le sang en arrêtant au passage celui qui provient en quantité variable, irrégulière, de l'alimentation et qui lui arrive par la veine porte. On conçoit donc aisément qu'investi de pareilles fonctions il puisse jouer un rôle considérable dans la production de la glycosurie, puisqu'il suffit d'un trouble de ces fonctions pour rompre l'équilibre de la formation et de la circulation du sucre.

Aussi s'est-on livré à de nombreuses recherches sur ce rôle glycogénique du foie. Toutes n'intéressent pas très-directement la glycosurie ou le diabète, mais la plupart cependant se rapportent assez intimement à cette question. Je n'insisterai que sur ces dernières.

Je vais d'abord exposer les principaux résultats auxquels on est arrivé chez les animaux.

§ 1. Résultats des expériences sur les animaux.

L'action du pneumogastrique sur la fonction glycogénique n'est qu'indirecte en ce sens que la section de ce nerf au-dessous du cœur ou de l'estomac ne l'empêche pas de continuer à fonctionner. Toutefois la galvanisation du bout central active la fonction et amène la glycosurie. Mais il est évident que ce n'est pas par le fait du pneumogastrique, mais bien par l'excitation des centres nerveux que ce résultat est obtenu. Je n'entre pas dans plus de détails sur ce point, qui a déjà été traité dans le chapitre précédent.

Je ne fais également que rappeler l'action du sympathique, qui est plus directe et plus frappante, et je me hâte d'examiner les divers troubles fonctionnels ou organiques du foie dans leurs rapports avec la glycosurie.

Mais avant d'en venir à l'action directe du foie, il importe d'indiquer certaines conditions susceptibles d'amener la glycosurie par **défaut d'action** de cet organe et qui n'en démontrent que mieux le fonctionnement au point de vue de la glycogénie.

Si on lie sur un animal la veine porte de façon à ce que le sang qui vient de l'intestin ne puisse traverser le foie, et qu'on fasse ensuite ingérer des matières féculentes ou sucrées, le sang se surcharge de sucre et la glycosurie se produit. Cette expérience des plus nettes, analogue à celle qui consiste à injecter une solution de sucre dans la veine jugulaire, montre bien le rôle joué à l'état normal par le foie dans la circulation du sucre à travers l'organisme. On verra du reste plus loin que cette expérience s'est trouvée reproduite chez l'homme dans certaines conditions pathologiques.

Après avoir indiqué un mode de production de la glycosurie par défaut d'action du foie, je vais passer en revue d'autres conditions qui, en agissant diversement sur cet organe, ont également pour résultat de déterminer la présence du sucre dans l'urine.

L'action des **troubles circulatoires hépatiques** sur la production de la glycosurie est assez complexe et ne me paraît pas encore susceptible d'être exposée d'une façon satisfaisante. Je vais tâcher cependant de présenter, avec autant d'ordre que possible, les faits les mieux établis.

On sait, et je n'ai pas à faire ressortir cette particularité, que le sang fourni au foie par l'artère hépatique a, au point de vue fonctionnel, bien moins d'importance pour cet organe, comme quantité et comme qualité, que le sang de la veine porte. Les deux expériences qui suivent montrent la part qui revient à la circulation dans certains cas de glycosurie et spécialement le rôle de la veine porte. Ainsi Pavy, ayant déterminé le passage du sucre dans l'urine par l'extirpation du ganglion cervical supérieur, vit l'expérience échouer en liant préalablement la veine porte et l'artère hépatique. Il est à remarquer toutefois que la veine porte est seule en jeu ici, attendu que la ligature de l'artère hépatique seule ou même du tronc cœliaque n'a pas empêché l'ablation du ganglion cervical de produire la glycosurie (1). D'autre part, Schiff a pu, par la ligature de la veine porte, empêcher la glycosurie de se manifester chez six grenouilles qui avaient subi la piqûre de la moelle allongée pendant que six autres piquées également, mais dont les vaisseaux du foie n'avaient pas été liés, devenaient glycosuriques.

Que conclure de ces expériences, et en particulier de celles de Pavy? Elles ne prouvent rien relativement à l'influence de la circulation considérée dans son activité plus ou moins grande. Elles semblent montrer que la glycosurie étant produite par l'effet du système nerveux, elle a pu persister, quoiqu'il n'arrivât pas au foie du sang artériel, tandis que dès que le sang de la veine porte faisait défaut à cet organe, elle cessait de se manifester.

Dans d'autres circonstances, des conditions inverses peuvent également amener la glycosurie, mais par un tout autre mécanisme, et ceci est d'autant plus intéressant que la constatation en a été faite chez l'homme et qu'elle est une des conséquences les plus naturelles du rôle physiologique attribué au foie par Cl. Bernard. Mais je reviendrai bientôt sur ce point en parlant des faits qui ont été observés chez les malades.

Si sur un chien on comprime assez fortement l'abdomen, ou si on provoque des contractions énergiques et répétées des muscles abdominaux et du diaphragme, on ne tarde pas à voir se produire de la glycosurie. Ces pratiques ont en effet pour résultat d'activer la circulation

(1) Pavy, *op. cit.*, p. 174.

dans le foie, d'y déterminer un certain degré d'hyperémie passagère et peut-être aussi de le comprimer assez pour provoquer l'issue d'une grande quantité de sucre hors de cet organe, qui en contient cinq à six fois plus qu'il n'y en a dans la totalité du sang.

Peut-être est-ce à un mécanisme analogue qu'est due la glycosurie constatée dans quelques cas d'accès d'asthme, d'attaque d'épilepsie et dans les dyspnées. Je m'empresse toutefois d'ajouter qu'il me semble plus exact de mettre en cause dans ces cas le système nerveux, et en particulier le bulbe.

On produit encore la glycosurie en liant sur des grenouilles celui des deux vaisseaux abdominaux qui ne passe pas par le foie et en forçant ainsi une plus grande quantité de sang à traverser cet organe. L'extirpation de la rate est suivie du même effet. Schiff est arrivé au même résultat par un autre mécanisme : il applique une ligature sur un membre, un bras ou une cuisse, ou sur un gros vaisseau, et le ralentissement de la circulation ainsi obtenu a pour effet de prolonger le contact du sang avec le foie et de le rendre plus intime. Ce physiologiste n'explique pas, il est vrai, de cette façon la glycosurie qui survient dans ces cas-là; mais mon explication me paraît plus fondée que sa production tout à fait hypothétique de ferment toutes les fois qu'il y a stagnation du sang.

Il faut encore signaler ici l'influence exercée par l'excitation directe du foie à l'aide d'aiguilles enfoncées dans son tissu. Schiff a pu ainsi déterminer la production de glycosurie. Pavy est arrivé au même résultat en faisant agir l'électricité sur cet organe.

Pour en finir avec la glycosurie d'origine hépatique chez les animaux, il faut que je dise quelques mots sur l'action glycogénique qu'exercent certaines substances médicamenteuses par l'intermédiaire du foie.

Harley a montré déjà depuis longtemps qu'on peut produire la glycosurie chez les animaux en injectant dans la veine porte et même dans l'estomac diverses substances appartenant à la classe des stimulants diffusibles, telles que l'éther, l'ammoniaque, etc. (1). Ainsi 10 centimètres cubes d'éther dissous dans 30 centimètres cubes d'eau ont suffi pour produire au bout de deux heures une glycosurie qui persistait encore le lendemain. Même effet avec 15 gouttes d'ammoniaque étendu dans 40 centimètres cubes d'eau. Cl. Bernard a eu le même résultat en injectant 6 centimètres cubes d'alcool, étendu d'autant d'eau, dans le duodénum à l'aide d'une sonde œsophagienne, même l'animal étant à jeun. Harley attribue la glycosurie qui survient dans ces circonstances à une excitation directe du foie déterminée par ces différentes substances. Il est fort possible, et plusieurs auteurs sont de cet avis, que ces liquides volatils agissent de la sorte. Peut-être aussi leur action pourrait-elle s'expliquer par leur localisation dans le foie : on sait, en effet, que l'alcool, l'éther et autres agents diffusibles, dans leur passage à travers l'organisme, s'accumulent dans le cerveau et l'organe hépatique. J'aurai du reste à revenir sur ce sujet à propos des intoxications dont j'ai fait un chapitre à part. On pourra objecter cependant que leur influence glycogénique s'exerce plutôt par l'intermédiaire des cen-

(1) *Op. cit.*, p. 44.

tres nerveux et que le foie n'est influencé que secondairement. Je reconnais ce que cette objection a de fondé ; mais, dans tous les cas, il me paraît bien difficile de ne pas admettre que la glande biliaire ne soit également et directement en cause en cette occurrence.

On a encore déterminé l'apparition du sucre dans les urines, toujours chez les animaux, en injectant dans le système circulatoire une solution soit de phosphate, soit de carbonate ou encore de sulfate de soude. Ces expériences, dues à Küntzel (1), n'ont pas été, que je sache, confirmées par d'autres recherches. On s'expliquerait à la rigueur ce résultat par l'action spéciale que les alcalins exercent sur le foie, dont ils réveillent certainement et activent les sécrétions, comme on le voit, par exemple, dans l'influence des eaux de Vichy sur cet organe. Mais on sait aussi que le mécanisme intime de cette influence des eaux de Vichy n'est que fort imparfaitement connu : on ne s'expliquera pas d'ailleurs aisément que des injections alcalines dans le sang provoquent la glycosurie alors que des injections alcalines dans l'estomac la guérissent si souvent. Mais on aura bien plus de peine encore à concilier les expériences en question avec celles si connues de Pavy, répétées du reste par d'autres physiologistes, et qui montrent qu'en injectant une solution de carbonate alcalin dans le sang, on arrive à faire disparaître du foie la substance glycogène et le sucre qu'il contient, et cela sans que le sang contienne plus de sucre (2).

Je suis loin d'avoir épuisé la série des conditions sus-

(1) *Centralblatt*, etc., 1872.

(2) Pavy, *op. cit*, p. 108, 109 et 110.

ceptibles de provoquer la glycosurie chez les animaux par l'influence directe du foie ; mais je crois avoir indiqué les plus importantes. Il faut dire d'ailleurs que cette question perd un peu de son intérêt quand on songe au mince profit qu'en a retiré la physiologie ou la pathologie humaine. Ce n'est pas que je veuille le moins du monde diminuer le mérite de ces recherches ; mais, comme l'a dit Cl. Bernard, je crains que dans plus d'une occasion on n'ait négligé de préciser rigoureusement les conditions du phénomène qu'on a observé : or, la science ne peut tenir sérieusement compte que des faits pour lesquels a été établi un déterminisme sévère, qui seul peut rendre le contrôle aisé.

§ 2. Résultats des observations sur l'homme.

Si des animaux on passe à l'homme, on ne peut manquer d'être frappé de ceci : comment se fait-il que le foie, qui présente des lésions anatomiques et fonctionnelles si variées, si fréquentes, subisse si rarement dans sa fonction glycogénique le contre-coup de ces altérations? Comment se fait-il qu'on n'ait pas plus souvent observé la glycosurie dans ces lésions lorsqu'on voit l'ictère se produire si communément? On peut répondre à cela que l'ictère ne peut pas passer inaperçu, tandis que très-certainement la glycosurie est et doit être très-souvent méconnue, parce qu'elle ne s'accompagne pas toujours de signes ou de symptômes de nature à éveiller l'attention. Le diabète vrai est lui-même méconnu plus souvent qu'on ne pense, jusqu'à une certaine période du moins ; à plus forte raison pour la glycosurie simple.

Ces réserves faites, il s'agit d'examiner dans quelles

circonstances on a vu se produire la glycosurie par le fait de troubles fonctionnels ou organiques du foie.

Et d'abord, pour suivre le même ordre dans lequel j'ai exposé les données expérimentales, je signalerai les cas dans lesquels la glycosurie s'est produite, ou a paru se produire par suite de l'**oblitération de la veine porte.**

Couturier a rapporté (1) plusieurs faits cliniques qui sont la confirmation manifeste des expériences de Cl. Bernard sur la ligature de la veine porte. En effet, dans quatre cas d'affection grave du foie, deux de cirrhose, un de lithiase et un non déterminé, mais probablement aussi de cirrhose, il a constaté une glycosurie variant de 1 jusqu'à 10 grammes pour 100, et qui était absolument sous la dépendance de l'alimentation, en ce sens qu'elle ne se montrait que dans la période digestive et à la suite des repas où avaient été ingérées des matières féculentes et sucrées. Ce qui prouve bien que la glycosurie tenait dans ces cas à l'oblitération totale ou partielle de la veine porte ou à l'obstruction du foie, c'est que des quantités doubles ou quadruples de ces mêmes aliments ingérés par des personnes bien portantes, l'auteur entre autres, ne déterminaient pas de glycosurie.

Depuis la publication du travail de Couturier, des cas analogues, accompagnés des mêmes circonstances, ont été observés par Charvet (2) et par Lépine (3).

Si l'on rapproche de ces observations le fait d'oblitération complète de la veine porte par pyléphlébite constaté

(1) *Thèses de Paris*, 1875.

(2) *Lyon médical*, janvier 1876.

(3) *Gazette médicale*, 1876. — Voir aussi Robineaud, *Thèses de Paris*, 1878, n° 147.

par Andral chez un diabétique, un fait également d'oblitération de plusieurs branches de la veine porte trouvée par de Junker encore chez un diabétique (1), on est induit à se demander si ces deux derniers diabétiques n'ont pas eu primitivement une glycosurie intermittente qui graduellement s'est transformée en diabète, de même que d'autres glycosuries tout aussi inoffensives au début que celles observées par Colrat, Lépine, Couturier et autres.

Maintenant que l'attention est éveillée sur ce point, il est probable que des recherches ultérieures nous fixeront à cet égard.

Je passe aux cas où le foie a été plus directement en cause.

Les cas de glycosurie consécutive à une **contusion du foie** sont excessivement rares. Je n'en connais pour ma part que deux cas, l'un relatif à un vidangeur admis en 1855 dans le service de Laugier pour un coup de timon de voiture dans l'hypochondre droit; l'autre a trait à un individu qui avait reçu un coup de pied de cheval dans l'hypochondre droit et fut soigné à la Charité en 1853 ou 1854. Dans les deux cas, la glycosurie fut constatée par Bouchardat, c'est assez dire qu'elle était bien réelle; mais ils présentèrent encore d'autres particularités intéressantes. Ainsi la glycosurie fut passagère, c'est-à-dire ne dura pas plus que les symptômes de la contusion, mais elle fut suivie d'une polyurie assez persistante, surtout chez le premier malade. Comment expliquer cette

(1) Becquerel, *Moniteur des hôpitaux*, 1857, p. 884.

polyurie qui a pour origine une contusion du foie? On pourrait admettre que l'irritation des filets pneumogastriques du foie a réagi sur la moelle allongée et a déterminé secondairement la polyurie. Quant à la glycosurie qui s'est produite dans cès cas, Cl. Bernard l'explique par une irritation purement locale, l'irritation du foie(1). Ces faits sont sans doute bien rares comparés à la fréquence relative des contusions du foie; mais il est fort possible que la glycosurie ait maintes fois dans ces circonstances passé inaperçue.

On pourrait admettre *à priori* l'**engorgement hépatique** comme élément étiologique de la glycosurie, puisque la physiologie expérimentale nous montre qu'en faisant affluer le sang au foie on y active la production de glycogène au point de faire apparaître le sucre dans les urines. Pourtant, si l'on recherche dans les auteurs spéciaux la confirmation clinique du fait admis par induction, on se trouve en présence d'opinions plus souvent négatives ou douteuses qu'affirmatives : dans tous les cas, les documents n'abondent pas.

Sur 264 cas de diabète où Durand-Fardel a recherché la coïncidence de maladie de foie et de diabète, il l'a constatée 23 fois, soit environ 9 pour 100. Comme cette question me paraît très-intéressante, qu'elle est des plus controversées et que les faits de cette nature sont loin d'être connus, je vais donner le résumé qu'en fait l'auteur précité (2).

N° 1. — Homme de cinquante-neuf ans, diabète depuis deux

(1) *Physiologie expérimentale*, 1855, t. I, p. 346.

(2) *Op. cit.*, p. 195 à 199.

ans, reconnu il y a trois mois. Symptômes modérés. Le foie, volumineux surtout dans toute la moitié gauche, dépasse le rebord des côtes de trois travers de doigt. Cet engorgement avait été méconnu. Un an après, il n'y avait plus que de légères traces du diabète et de l'engorgement hépatique.

N° 2. — Homme de cinquante-deux ans; diabète depuis deux ans, reconnu depuis deux mois. Peu de sucre. Engorgement général du foie, sans aucune sensibilité. Un an après, aggravation considérable de l'état général, avec tendance cachectique marquée.

N° 3. — Homme de cinquante-quatre ans; diabète récent. On reconnaît un engorgement du foie qui détermine l'emploi de ventouses scarifiées. Quelques semaines après, le foie était encore un peu volumineux. J'ai suivi le malade pendant plusieurs années. On n'observe plus rien du côté du foie, mais il demeure toujours sous l'influence du diabète, sans que ses habitudes, très-actives, en soient enrayées. Un régime très-approprié et les eaux de Vichy enrayent facilement les retours de la maladie. Cependant, cinq ans après on retrouvait 48 grammes de sucre.

N° 4. — Homme de soixante-six ans, diabétique depuis quelques mois. Etat nerveux, grand affaissement. Peu de sucre; il y a peu d'engorgement du foie.

N° 5. — Homme de soixante-cinq ans, diabétique depuis quatre ans. Symptômes ordinaires; 38 grammes de sucre. Le foie est un peu gros et légèrement sensible à la pression.

N° 6. — Homme de cinquante-six ans, diabétique depuis quatre ans, en traitement depuis quelques mois. Amélioration prononcée. Engorgement de la partie moyenne du foie, avec légère sensibilité à la pression. Guérison apparente. Rechute un an après.

N° 7. — Homme de cinquante-sept ans, diabétique depuis six ans. Il se soutient grâce au traitement rationnel et aux eaux de Vichy. Le foie est très-volumineux, sans aucune sensibilité. Le lobe gauche, d'une dureté extrême, recouvre l'épigastre. Le malade meurt trois ans plus tard, après avoir langui dans un état cachectique graduellement croissant. Le foie est resté très-gros et très-dur sans avoir changé d'aspect.

N° 8. — Homme de cinquante ans; diabète apparu il y a huit mois, à la suite d'une fracture du pied. Symptômes prononcés; 20 grammes de sucre. Engorgement considérable du foie, dépassant les côtes de 8 centimètres. Aucune douleur ni sensibilité.

N° 9. — Homme de soixante ans; diabète rapide, il y a neuf

mois; 80 grammes de sucre. Symptômes amendés, avec 200 grammes encore. Le foie aplati, mais très-résistant, non douloureux, descend au-dessous des côtes de toute la largeur de la main.

N° 10. — Homme de soixante ans, diabétique depuis un an. Il y a encore 40 grammes de sucre et des symptômes assez marqués, bien que très-amendés. Le foie, assez dur, un peu douloureux, dépasse partout les côtes.

N° 11. — Femme de soixante-cinq ans; depuis deux ans sujette à des crampes d'estomac très-violentes, avec engorgement du foie. Diabète reconnu il y a un an. Il ne présente plus que des manifestations passagères. Pas de sucre actuellement. Le foie est très-dur, très-gros, un peu inégal.

N° 12. — Femme de soixante ans, venue à Vichy, il y a un an, pour un engorgement du foie qui disparut à peu près. Il survient, l'hiver suivant, un diabète avec symptômes prononcés qui ne tardent pas à céder en grande partie.

N° 13. — Femme de cinquante-quatre ans; foie énorme pendant plusieurs années, que des traitements réitérés de Vichy réduisent en grande partie. Elle est devenue diabétique depuis.

N° 14. — Homme de trente-deux ans, rhumatisant et goutteux. Le foie paraît un peu volumineux.

N° 15. — Homme de cinquante-quatre ans, diabétique depuis deux ans. Coliques néphrétiques et gravelles antérieures. Le foie est un peu volumineux.

N° 16. — Homme de cinquante-trois ans; ancienne gravelle avec coliques néphrétiques. Diabétique depuis peut-être plusieurs années. Le côté gauche du foie est un peu gros.

N° 17. — Homme de trente-trois ans; diabète depuis trois ans. Le foie est un peu volumineux, et le siége de légères sensations douloureuses.

N° 18. — Homme de quarante et un ans, diabétique depuis plusieurs mois. Il a eu un engorgement de foie qui n'existe plus. Il y a un peu de sensibilité dans l'hypochondre droit.

N° 19. — Homme de cinquante à soixante ans; engorgement du foie, il y a vingt-cinq ans, complétement dissipé; diabétique depuis deux ans.

N° 20. — Homme de quarante-six ans; diabète depuis six ans, disparaissant par le régime, reparaissant dès qu'il l'abandonne. En 1861, survient une congestion passagère du foie. En 1862, l'hypochondre droit est le siége d'une sensation d'embarras. On trouve un engorgement de tout le côté gauche, dépourvu de sensibilité. Même état pour le diabète.

N° 21.— Homme de quarante-cinq ans, anciennes coliques hépatiques. Diabète récent. Le diabète persiste. Les coliques hépatiques se reproduisent avec opiniâtreté. Trois ans après, ictère continu, coliques hépatiques violentes, pas d'engorgement du foie; mais tumeurs mobiles paraissant siéger dans l'épiploon. État grave. Diabète léger. Mort quelque temps après.

N° 22. — Femme de cinquante-neuf ans; anciennes coliques hépatiques dont il ne reste pas de traces. Diabète depuis plusieurs années, reconnu seulement il y a quelques mois. Suivie ultérieurement pendant trois ans. Persistance du diabète. Rien du côté du foie.

N° 23. —Femme de quarante ans, diabétique depuis deux ou trois ans. A eu à plusieurs reprises des ictères passagers. De légers ictères reparaissent encore facilement sous l'influence de causes affectives. Il y a eu quelques douleurs légères vers le foie, mais rien autre d'apparent.

Sur ces 23 cas, 4 me paraissent des cas irrécusables de diabète déterminé par une maladie de foie, ce sont les numéros 12, 13, 21 et 22. Les numéros 7, 18, 19 et 23, quoique moins évidents, peuvent être rangés dans la même catégorie; enfin, les cas 2, 8 et 11, bien que discutables au point de vue où je me place, c'est-à-dire de la pathogénie hépatique du diabète, me semblent aussi venir à l'appui de cet élément étiologique. D'où je conclus que, sur 260 cas de glycosurie, l'on peut parfaitement admettre que 11 ont été causés par une maladie de foie, soit l'engorgement, soit quelque autre.

Je m'empresse d'ajouter que telle n'est pas l'opinion du savant auteur que je viens de citer. En effet, faisant allusion aux documents qui précèdent, il dit : « On a vu que, si l'on observait quelquefois le diabète chez les individus souffrant actuellement ou ayant antérieurement souffert du foie, il paraît difficile d'attribuer quelque signification à de telles coïncidences. » Et ailleurs : « Il est difficile d'apercevoir les relations qui peuvent exister entre de tels engorgements et le diabète.... Si l'on considère que l'engorgement simple du foie ne s'accompagne pas de glycosurie dans l'immense majorité des cas et si l'on tient compte du nombre de diabétiques qui ne présentent rien de semblable, on sera sans doute porté à croire qu'il ne s'agit là que de simples complications. Dans tous les cas, je ne vois, dans les faits que j'ai observés, rien qui autorise à reconnaître un diabète d'origine manifestement hépatique. »

Voilà précisément en quoi je ne suis pas tout à fait du même avis que M. Durand-Fardel, et je pense qu'il suffirait d'un certain nombre de faits, analogues aux onze que j'ai particulièrement signalés plus haut, pour pouvoir mettre hors de doute l'influence étiologique du foie dans la glycosurie ou le diabète. Voici donc quelques autres documents qui, sans avoir tous la même valeur, méritent cependant d'être pris en considération, ou tout au moins mentionnés.

Je ferai remarquer en passant que Golowin a constaté la glycosurie dans plusieurs cas d'ictère (1). Je n'insiste pas sur cette glycosurie tout à fait accidentelle, et due vraisemblablement à une influence encore mal connue de la bile agissant peut-être comme ferment du glycogène, ou autrement, peu importe.

Dans l'intéressant ouvrage que M. Willemin a publié sur les coliques hépatiques, je trouve ce qui suit : « L'ob-

(1) *Centralblatt*, etc., 1869.

servation XLVI a montré que la glycosurie s'était déclarée chez une dame obèse, âgée, affectée depuis longtemps de calculs biliaires. En dehors de ce fait, cette complication s'est présentée encore cinq fois à mon observation (1). » J'espérais trouver quelque document analogue dans le remarquable mémoire de M. Sénac sur le même sujet. L'auteur s'étend en effet assez longuement sur les rapports entre les coliques hépatiques et la diathèse urique; mais je n'ai pu découvrir aucune observation ni remarque ayant trait au diabète.

Par contre, d'autres médecins de Vichy m'ont affirmé qu'il n'était pas rare d'avoir à soigner le diabète chez des gens traités bien antérieurement pour des coliques hépatiques.

Henri Johnston rapporte le cas d'un homme de cinquante-huit ans, de forte constitution et d'un tempérament bileux, qui avait rendu un calcul biliaire, et qui plus tard fut glycosurique pendant plusieurs années (2). H. Dickinson donne l'observation d'un cas analogue constaté chez un marchand de vin, très-porté sur sa marchandise, comme il dit, ictérique, avec foie gros, etc. Cet auteur admet du reste parfaitement une forme de glycosurie ou diabète léger, tout à fait sous la dépendance du foie (3). Prout, qui écrivait avant les travaux de Cl. Bernard, disait que le foie est toujours profondément intéressé dans le diabète.

Les faits qui suivent sont principalement des faits d'anatomie pathologique; mais, quoique discutables au

(1) *Les Coliques hépatiques*, etc., 3e éd., p. 134 et 223.

(2) *Associat. Med. Journ.*, 1853, et *Gazette médicale*, 1853, p. 485.

(3) *Op. cit.*, p. 99 et 100.

point de vue de leur valeur étiologique, ils ne me paraissent pas dépourvus d'intérêt à ce sujet.

J'ai parlé tantôt de l'engorgement du foie constaté chez des diabétiques : cet état, observé dix à douze fois par Seegen et deux fois par Griesinger, peut prendre des proportions considérables. Ainsi, Lecorché a vu cet organe peser jusqu'à 2 000 grammes, ce qui, étant donné le poids moyen adopté par Sappey, et qui est de 1450 grammes, constitue une augmentation très-notable. Cet accroissement de volume peut, ainsi que Lecorché le fait remarquer, résulter d'hyperémie simple ou de l'hyperplasie du tissu lamineux interlobulaire. Dans un cas de Cl. Bernard, observé sur un diabétique mort subitement d'apoplexie, l'augmentation de volume tenait à une accumulation de glycogène qui n'avait pas encore été transformé en sucre.

Quant aux faits d'atrophie des cellules hépatiques, chez des diabétiques, signalés par Beale, Munch, Tscherinow, Griesinger, Fritz et autres, Lecorché pense que ce serait là plutôt une lésion terminale du diabète ; ou bien on a pris pour des diabétiques des gens qui étaient glycosuriques en vertu de cette atrophie, comme les cirrhotiques de Colrat, de Couturier et de Lépine dont j'ai déjà parlé, c'est-à-dire par défaut d'action du foie.

La même remarque pourrait-elle s'adresser aux cas de Cantani? Evidemment rien ne s'oppose à ce que l'atrophie du foie, constatée par cet auteur dans quatre de ses cinq autopsies, soit considérée comme une lésion terminale du diabète. Quant à la relation étiologique de cette lésion avec le diabète, j'avoue qu'il serait bien difficile de l'établir, sauf bien entendu dans le cas où l'atrophie est assez prononcée pour forcer une partie du sang du système porte à passer directement dans les veines sus-hépatiques ou la veine cave sans traverser le foie.

En définitive, et sans vouloir chercher dans l'anatomie pathologique une étiologie qu'on peut parfaitement récuser, parce qu'il n'est pas toujours possible d'établir la précession des lésions hépatiques sur les symptômes diabétiques, il me semble qu'on doit admettre une glycosurie et un diabète d'origine hépatique. Du rôle si important du foie dans la glycosurie, on peut conclure que l'exagération de cette fonction, qui a pour conséquence de faire apparaître le sucre dans les urines, tient parfois à un trouble survenu soit dans la circulation, soit dans l'innervation de la glande hépatique. Les expériences sur les animaux paraissent avoir mis ce fait hors de doute. La clinique, il est vrai, est moins affirmative; mais si l'on songe, d'une part, à toutes les difficultés que rencontre l'observation rigoureuse des malades; d'autre part, à cette circonstance que la glycosurie est fort souvent méconnue, on comprend qu'il y aurait quelque témérité à nier que les phénomènes provoqués chez les animaux puissent, jusqu'à un certain point, se produire chez l'homme dans des circonstances analogues.

ARTICLE III.

PANCRÉAS.

L'importance étiologique du pancréas, au point de vue du diabète, est de date assez récente. Le professeur Bouchardat est le premier, ou un des premiers, qui ait fait jouer un certain rôle à cet organe dans la production de la glycosurie. Il faut dire que, comme les fonctions du pancréas ont trait à la digestion des féculents, et le diabète consistant, pour cet auteur, soit dans une transposition de fonctions, soit dans une digestion anormale de ces principes, il était assez naturel qu'il recherchât si la glycosurie ne résulterait pas d'un trouble quelconque de l'organe en question ayant pour effet de mettre obstacle à sa fonction, laquelle se trouverait dès lors remplie par l'estomac : d'où, suivant la théorie de cet auteur exposée plus haut, glycosurie.

Quelques investigations cadavériques ont semblé donner raison à Bouchardat. Il a en effet constaté chez un diabétique une atrophie du pancréas; sur un autre sujet, c'est un cancer du même organe. Vers la fin du siècle dernier, Cowley avait déjà observé une lésion du pancréas chez un diabétique âgé de trente-quatre ans. Alley dit qu'un praticien de Cork, de ses amis, a observé deux cas de diabète avec altération du pancréas (1). Rokitanski, Hartsen, Skoda, Griesinger, Fleckes, Oppolzer, Recklingausen, etc., ont publié des cas analogues. L'une des observations de Recklingausen se rapportait à un diabétique « dont l'urine contenait de 40 à 50 grammes de sucre, et à l'autopsie duquel on trouva une tumeur considérable formée par le canal pancréatique énormément dilaté (2). » Enfin Frerichs, sur neuf cas de diabète, a rencontré cinq fois l'atrophie ou la dégénérescence graisseuse du pancréas. Il rapporte notamment le cas d'un diabétique qui fut affecté d'ictère et d'hémor-

(1) *Edinburgh Med. and Surg. Journ.*, 1808, p. 39.

(2) Picot, *op. cit.*, t. II, p. 124, et *Virchow's Archiv*, 1864.

rhagie intestinale et à l'autopsie duquel on trouva un cancer du pancréas (1). Toutefois, cet auteur ne se prononce pas, pour ce cas pas plus que pour les autres, sur le rapport de causalité entre la lésion pancréatique et le diabète.

Suivant Cantani, qui attache beaucoup d'importance à cette question, « l'atrophie simple du pancréas, avec une forme plutôt indurée, a été observée plus fréquemment chez les vieillards, ou les individus affectés de marasme ou de cachexie, tandis que les plus hauts degrés de cette lésion, surtout avec dégénérescence graisseuse de la glande, ont été rencontrés dans le cas de diabète (2). »

Pour le même auteur, « le premier siége, la cause organique du diabète est une altération chimique du contenu des cellules pancréatiques, qui aboutit à une atrophie avec dégénérescence graisseuse des cellules elles-mêmes, lésion qui serait caractéristique du processus diabétique (3)........ Si, dans le diabète avancé, le pancréas est toujours gravement atteint dans sa constitution histologique, on peut bien admettre que, dès le début, il a présenté une altération peut-être assez légère pour échapper à nos moyens d'investigation, mais suffisante pour modifier ou affaiblir sa sécrétion (4). » Cantani est tellement convaincu de la réalité de ce qu'il admet, qu'il dit ailleurs : « On peut se demander si chez les cadavres de diabétiques le pancréas a été trouvé sain,

(1) *Maladies du foie*, 2e éd. franç., p. 146 à 152. — Dans ce dernier cas, il y avait aussi une congestion modérée avec ramollissement du pont de Varole et du plancher du quatrième ventricule.

(2, 3, 4) *Op. cit.*, p. 332, 354, 382.

et si, quand l'auteur de l'autopsie affirmait le pancréas normal, cela était bien réel (1). »

Je n'exposerai pas — parce que cela m'entraînerait trop loin — les considérations physiologiques qui ont conduit le professeur de Naples à donner au pancréas le rôle prédominant dans la production du diabète, d'autant plus que cette partie de son ouvrage ne laisse pas que d'être un peu confuse, et aussi parce que ces considérations sont purement hypothétiques, comme il l'admet du reste lui-même. Ce que l'on sait de la physiologie du pancréas ne me paraît guère se prêter à l'édification d'une doctrine pathogénique du diabète. Aussi me suis-je demandé, après avoir lu attentivement l'ouvrage de Cantani, si c'est bien la physiologie qui l'a conduit à faire du pancréas le siége du diabète. Je me trompe peut-être, mais je crois que sa théorie — j'allais dire son siége — était faite d'avance, théorie en vertu de laquelle le sucre ne subit pas, chez les glycosuriques, les transformations qui en font à la fois un agent de calorification, d'épargne, etc. Il lui manquait un substratum, une anatomie pathologique. Le résultat de quatre autopsies le lui a fourni. Mais allons un peu plus au fond de ces quatre cas de lésions pancréatiques auxquelles l'auteur attache une importance capitale et discutons les résultats fournis par l'auteur lui-même.

Sur les cinq autopsies décrites, une est hors de cause, attendu que l'état du pancréas n'y est pas mentionné. L'auteur dit bien que si cet organe a échappé aux investigations de la personne qui faisait la nécropsie, ainsi

(1) *Op. cit.*, p. 382.

que d'un assistant, il fallait qu'il fût essentiellement atrophié, sans cela les conditions défavorables dans lesquelles se faisait l'examen cadavérique n'auraient pas suffi pour empêcher qu'on ne trouvât le pancréas.

Dans les quatre autres, on constata une altération atrophique de cette glande, lésion très-avancée chez deux sujets, un peu moins avancée chez un autre et peu saillante chez le quatrième. Le professeur Cantani explique ce dernier cas par ce fait que la mort est survenue de bonne heure.

Si l'on n'avait pas trouvé chez ces malades d'autres lésions que celles du pancréas, on aurait pu leur attribuer très-vraisemblablement l'origine du diabète; mais le foie s'est trouvé altéré, et l'estomac aussi, et encore le cerveau, tous organes ayant droit de revendiquer une certaine action sur la production du diabète. Ainsi, passant en revue les autres lésions trouvées chez ces quatre sujets, nous pourrons noter — chose très-curieuse et que l'auteur n'a peut-être pas mise suffisamment en relief — une altération atrophique du foie *d'intensité proportionnelle à celle du pancréas;* chez trois d'entre eux, une atrophie de l'estomac, soit de ses tuniques, soit de ses glandes; et enfin chez quatre, des altérations cérébrales diverses, dont une consistant en un sarcome situé à la base du cerveau et qui, en l'absence de toute autre lésion, aurait pu suffire à expliquer le diabète.

Tout en rendant hommage au talent incontestable d'observation et d'argumentation du savant auteur italien, il me sera permis, je pense, de trouver un peu arbitraire l'interprétation qu'il a donnée de ces autopsies. Il fait remarquer, il est vrai, que l'altération du pancréas était plus intense, plus profonde que celle des autres organes, par suite, qu'elle avait dû débuter la première ; mais ce n'est pas là une conséquence rigoureuse, et, dans tous les cas, en admettant tout ce que dit Cantani, sur l'évolution comparée de ces altérations et sur leur degré relatif d'importance, cela suffit-il pour faire du pancréas plus ou moins lésé la cause immédiate du diabète?

Si j'ai critiqué la manière de voir du professeur de clinique de Naples, ce n'est pas que je conteste le moins du monde l'importance des faits qu'il a produits : je reconnais que, rapprochés de ceux assez nombreux que j'ai déjà cités, et d'autres encore qu'il serait aisé de signaler (1), ils pourraient acquérir encore une plus grande valeur. Mais je crois, néanmoins, qu'ils sont insuffisants pour édifier la pathogénie du diabète. Il me paraît beaucoup plus sage de s'en tenir pour le moment à l'opinion de Friedreich, qui, dans cette question des rapports du diabète avec le pancréas, admet que le cancer, l'induration chronique, etc., de cet organe peuvent s'accompagner d'une glycosurie secondaire, de même que le diabète primitif peut s'accompagner d'atrophie simple ou de dégénérescence graisseuse du pancréas (2).

Tout récemment, M. Lancereaux a constaté une atrophie remarquable du pancréas chez un diabétique qui

(1) Sur trente autopsies de diabétiques faites en trente-deux ans dans les hôpitaux de Vienne, Rokitanski aurait trouvé treize fois le pancréas remarquablement mou, petit, exsangue; et dans plusieurs de ces cas il y avait un haut degré d'atrophie. (Seegen, *op. cit.*, p. 134 et 138.)

(2) *Ziemssen's Handbuch der spec. Path. und Ther.*, t. VIII, 2e p., p. 227.

avait succombé à une pneumonie caséeuse. Mais il ne s'est pas prononcé sur la question de relation entre le diabète et la lésion pancréatique (1).

En définitive, s'il est parfaitement établi que le diabète peut survenir consécutivement à une lésion grave du pancréas, par l'effet d'un trouble digestif ou nutritif mal connu, rien n'autorise encore à localiser dans cet organe la cause anatomique du diabète.

(1) *Société de biologie*, 10 mars 1877. — Dans une communication ultérieure, faite à l'Académie de médecine le 13 novembre 1877, M. Lancereaux est revenu sur ce sujet et, appuyé sur un nouveau fait, il admettrait une relation causale entre l'atrophie ou la destruction du pancréas, et non pas le diabète en général, mais une certaine forme de cette maladie.

CHAPITRE III.

APPAREIL RESPIRATOIRE.

Dès les premiers travaux modernes sur la glycosurie, alors que régnait la théorie de la combustion du sucre dans les poumons, on pensa que l'on devait trouver du sucre dans l'urine des individus qui, soit par l'effet de la maladie, soit par les progrès de l'âge, présentent un affaiblissement marqué de la fonction respiratoire. Ainsi, Dechambre a constaté une glycosurie légère chez un certain nombre de vieillards (1). La même remarque a été faite dans plusieurs maladies des voies respiratoires, notamment la tuberculisation pulmonaire, la pleurésie, le croup, l'asthme, la coqueluche, etc. (2).

Pour ce qui est d'abord de la glycosurie des vieillards, je dirai que les résultats auxquels Dechambre est arrivé donnent lieu à plus d'une objection. Il avoue lui-même, dans son mémoire, qu'il comptait la trouver d'autant plus prononcée que les sujets étaient plus avancés en âge, et que l'hématose était par suite moins active ; mais

(1) *Gazette médicale*, 1852, p. 220.

(2) J'aurai encore à parler plus loin de la glycosurie observée dans le cours des maladies aiguës. J'aurais peut-être pu placer ici ce que j'avais à en dire, mais les affections dont je m'occupe dans le présent chapitre faisant partie d'un groupe morbide qui a pour substratum l'appareil respiratoire, et ce dernier se trouvant jouer un rôle important dans une des théories glycogéniques, j'ai pensé qu'il y avait plus d'intérêt à les examiner spécialement à ce point de vue, sans trop tenir compte de l'ordre purement nosologique, qui, dans ce travail, n'a qu'une médiocre importance.

il reconnaît que les différences qu'il a constatées dans l'intensité de cette glycosurie n'étaient pas précisément en rapport avec « la progression de l'âge ni de la décrépitude ». Malgré cela, l'auteur est disposé à mettre cette glycosurie sur le compte plutôt d'une insuffisance de l'hématose que d'une excitation du sympathique, contrairement à ce que lui fait dire M. Lecorché. Il faut ensuite faire remarquer que la constatation du sucre a fait complètement défaut dans plusieurs des expériences où on pouvait l'espérer, et chez des individus où elle avait été antérieurement opérée, sans qu'on ait pu pénétrer la raison de cette particularité dans les résultats. Il se pourrait donc que cette glycosurie, dite *des vieillards*, ne fût autre chose, du moins dans les cas où elle est peu prononcée, ce qui est l'ordinaire, que la glycosurie physiologique admise par Brücke, par Tucken, par Pavy et même par Cl. Bernard, qui, sous l'influence d'une foule de circonstances passagères, telles que le régime, le plus ou moins d'exercice, etc., peut présenter ces variations d'intensité constatées par Dechambre.

Quant à l'influence même des maladies des voies respiratoires sur la production de la glycosurie, il y a beaucoup à distinguer. Il est certain qu'on a constaté la présence du sucre dans l'urine dans un certain nombre de cas de ces maladies, depuis les recherches de Reynoso (*Comptes rendus de l'Académie des sciences*, 1850, 1851 et 1852) jusqu'à celles plus récentes de Guitard (1), de Gueneau (2) et autres. Mais il est non moins certain que, dans la plupart de ces recherches, on n'a pas suffi-

(1) *De la glycosurie*, Toulouse, 1856.
(2) *Thèses de Paris*, 1866.

samment précisé les conditions dans lesquelles on avait observé le phénomène en question. Ainsi, pour ce qui est de la tuberculisation pulmonaire, s'est-on bien assuré que les phthisiques, dans l'urine desquels on trouvait de la glycose, n'étaient pas des diabétiques chez qui les symptômes du diabète s'étaient effacés de manière à laisser prédominer ceux de la phthisie? Et puis vraiment, quand il s'agit d'une affection aussi commune que la phthisie, il faudrait autre chose que quelques observations isolées pour mettre sur le compte de cette maladie la glycosurie qu'on a parfois constatée, et qui d'ailleurs pouvait tenir à tout autre chose qu'à la lésion pulmonaire, à quelque complication hépatique, par exemple.

Quoi qu'il en soit, et qu'il s'agisse de la phthisie ou de la pneumonie, ou de la pleurésie, ou du croup, la glycosurie — si tant est qu'on doive l'admettre — reconnaîtrait pour cause plutôt une congestion veineuse du foie, consécutive à la gêne de la circulation déterminée par ces maladies, qu'une insuffisance dans la fonction d'hématose. Pavy a d'ailleurs, dans des expériences récentes, détruit par *à priori* en quelque sorte cette théorie, en montrant qu'un animal soumis pendant une demi-heure aux inspirations d'oxygène préalablement débarrassé de chlore et d'ozone, peut devenir glycosurique (1).

La glycosurie dans l'asthme et la coqueluche s'expliquerait plus aisément, et je serais tout disposé à l'admettre, bien que le nombre des observations soit encore trop restreint. En effet, dans ces cas, on peut invoquer deux causes sérieuses de glycosurie : l'excitation du bulbe

(1) *Proceedings of the Roy. Soc.*, 25 nov. 1875.

et enfin la compression du foie par le diaphragme dans les efforts violents provoqués soit par l'accès d'asthme, soit par la quinte de toux.

Il est bien entendu que toutes ces causes morbides ne développent que des glycosuries passagères et que, pour qu'un vrai diabète se déclarât, même à la longue, dans ces conditions, il faudrait qu'une prédisposition manifeste y ajoutât son influence.

CHAPITRE IV.

SUBSTANCES MÉDICAMENTEUSES ET TOXIQUES.

ARTICLE I.

MÉDICAMENTS ET POISONS MÉDICAMENTEUX.

On a constaté que bon nombre de substances, d'action physiologique ou thérapeutique très-diverse, étaient susceptibles de provoquer la glycosurie. Les unes n'ont été expérimentées à ce point de vue que sur des animaux, d'autres ont montré leurs effets sur l'homme. Je n'ai pas l'intention de les examiner toutes en détail : je ne serais pas sûr, en effet, de ne pas en laisser de côté, et puis ce sujet n'a réellement qu'une importance secondaire.

Pour donner quelque intérêt à ce chapitre, j'ai pensé qu'il serait utile d'établir quelques groupements destinés à rassembler les substances dont l'action, au point de vue de la glycosurie, peut être considérée comme ayant le même mécanisme.

§ 1. Agents stéatogènes.

L'action de l'**arsenic** comme stéatogène et son accumulation dans le foie sont aujourd'hui parfaitement connues, et il est infiniment probable que c'est par suite de cette localisation hépatique qu'il peut amener la glycosurie, bien que Saikowski ait vu, dans ses expériences sur les animaux, le glycogène disparaître complétement du foie sous l'influence de l'empoisonnement par l'arsenic. Ici, nous n'avons pas affaire à une melliturie simple, tout à fait expérimentale, et par conséquent passagère : on a constaté en effet de vrais cas de diabète qui avaient une semblable origine. Latham notait, vers le commencement de ce siècle, la fréquence du diabète résultant de l'abus de l'arsenic dans le traitement des fièvres intermittentes ; en outre, il rapporte deux cas de diabète consécutif à un empoisonnement par l'arsenic (1): dans un de ces cas, cette substance avait été administrée volontairement comme poison ; dans l'autre, on l'avait prise par mégarde. Pour ces deux cas, il ne pouvait guère y avoir d'erreur au point de vue étiologique. Il n'en serait peut-être pas tout à fait de même pour ceux observés à la suite des fièvres intermittentes et que Latham attribue trop facilement à l'abus de l'arsenic. Cet auteur n'ignorait pas en effet que, d'après Sydenham, les fièvres intermittentes sont susceptibles de déterminer parfois le diabète. Je reviendrai d'ailleurs plus loin sur cette question.

Le **phosphore** n'a pas que des affinités chimiques avec l'arsenic ; il a, comme lui aussi, la propriété de se localiser de préférence dans certains organes, et notamment dans le foie, sur lequel il agit également comme stéatogène. Je ne crois pas qu'on ait signalé de cas de glycosurie consécutive à l'absorption de phosphore ; mais je ne doute doute pas qu'on la produirait aisément à l'aide de cette substance.

Le **mercure** n'a pas évidemment le même genre d'ac-

(1) Latham, *On Diabetes*, London, 1811, p. 216.

tion que les deux corps qui précèdent ; il s'en rapproche un peu cependant par son action sur le foie. Reynoso a constaté la présence du sucre dans les urines de personnes soumises à un traitement mercuriel (1). Mais bien des faits avancés par cet expérimentateur, relativement à la glycosurie, n'ayant pas été confirmés par des recherches ultérieures, je ne crois pas pouvoir m'appuyer beaucoup sur les résultats qu'il a obtenus quant à cette influence du mercure.

On a observé des cas de syphilis accompagnés de glycosurie, sans qu'aucun symptôme pût faire supposer l'existence de quelque lésion cérébrale. Bien que je ne conteste pas absolument la possibilité de la glycosurie par le fait seul de la syphilis et en dehors de toute complication nerveuse, je me demande si, dans certains cas où on l'a constatée, elle n'était pas le fait de la médication mercurielle. Cette action du mercure n'aurait d'ailleurs rien que de très-rationnel : on sait en effet par les recherches de plusieurs savants, Handfield Jones entre autres, que les préparations hydrargyriques déterminent un degré notable d'hypérémie hépatique (2).

D'après ce qui précède, on voit que si la glycosurie et le diabète d'origine arsenicale sont jusqu'à un certain point assez admissibles, il reste encore à prouver que le phosphore et le mercure soient capables de les produire, bien que, je le répète, cela me semble assez probable.

(1) *Gazette médicale*, 1851, p. 925.
(2) *Medico-Chir. Transact.*, t. XXXV.

§ 2. Agents diffusibles.

L'influence de certaines substances diffusibles, l'alcool, l'éther, le chloroforme, par exemple, varie au point de vue de la production de la glycosurie, suivant que leur action sur l'organisme est éphémère ou prolongée. J'ai déjà dit, à propos des éléments étiologiques fournis par le foie, que ces substances volatiles, injectées en solution dans la veine porte, ont déterminé, d'après G. Harley, la présence du sucre dans les urines. Mais elles peuvent produire le même résultat administrées différemment. On sait, en effet, qu'on a maintes fois constaté la glycosurie à la suite des inhalations de chloroforme. Sur vingt cas dont Pavy nous offre le tableau (1), la réaction caractéristique de la glycose a été onze fois considérable, une fois forte, une fois assez forte, trois fois modérée, trois fois légère et enfin une fois il n'y a eu que trace de réaction. L'urine, examinée au point de vue du sucre, avant l'inhalation, n'avait donné aucune réaction dans seize cas, trois fois légère et une fois très-légère réaction.

La glycosurie est-elle bien l'effet du chloroforme lui-même dans les cas qui précèdent? On a objecté que cette substance se décompose dans l'organisme en formiates alcalins qui réduisent le réactif cupro-potassique. Mais je ferai remarquer que l'éther, en inhalation, peut provoquer également la glycosurie; on peut donc, par analogie, admettre que ce phénomène est bien dû en propre à ces substances et non aux corps qui résultent de leur décomposition intra-organique.

(1) *Op. cit.*, p. 150.

Quant au mécanisme de cette influence glycosurique, l'interprétation varie d'un auteur à l'autre. Reynoso l'attribue à l'atténuation de l'hématose ; pour Pavy, elle est due à l'agitation, au débat (*struggling*) du malade et à la congestion qui en résulte; de plus, la quantité de sucre serait proportionnelle au degré d'agitation, du moins ce serait ainsi que les choses se seraient passées dans les cas qu'il a observés. Pour ma part, je serais plutôt porté à y voir une action directe du système nerveux qui est diversement impressionné par cette substance et qui réagit plus ou moins activement suivant le degré d'excitabilité et autres conditions spéciales de chaque individu. Ce qui me ferait adopter cette opinion, c'est que l'alcool ingéré à haute dose, assez du moins pour amener l'ivresse, peut aussi produire la glycosurie, ainsi que l'ont constaté Sandras et Bouchardat. D'un autre côté, Andral a observé un cas de diabète consécutif à l'inhalation d'éther presque continuelle pendant plusieurs mois et souvent jusqu'à l'ivresse.

Malgré le cas que je viens de signaler, je ne crois pas que le diabète ait été souvent amené par les substances diffusibles : j'ai déja fait remarquer dans le livre Ier (chap. VII, art. 3), en parlant des boissons, que, sans contester tous les faits de diabète attribués, surtout par les auteurs antérieurs à notre époque, aux excès alcooliques, il est peu probable qu'on puisse considérer l'alcoolisme comme une cause sérieuse de diabète : les plus importantes monographies consacrées à cette intoxication chronique ne mentionnent pas ce rapport étiologique, qui n'a pas non plus été confirmé par des recherches faites spécialement à ce point de vue.

§ 3. Agents névrosiques.

Je place dans cette catégorie l'opium, la strychnine, le curare.

Les expériences de Cl. Bernard ont démontré que la morphine, la strychnine et le curare produisent la glycosurie chez les chiens. Le mode d'action intime de chacune de ces substances est évidemment différent ; mais, en définitive, c'est sur le système nerveux qu'elles agissent toutes, et c'est par son intermédiaire qu'elles déterminent la présence du sucre dans les urines.

Il peut paraître bizarre, au premier abord, qu'une matière comme l'opium, qui, chez l'homme, réussit souvent à diminuer considérablement et parfois à faire disparaître les principaux symptômes diabétiques, soit capable de produire la glycosurie chez les animaux. Je m'empresse d'ajouter que, dans ce dernier cas, on l'administre à haute dose, à dose qui proportionnellement serait très-toxique chez l'homme. En somme, il n'y a rien d'étonnant à ce que la même substance produise des effets diamétralement opposés, suivant qu'on l'administre à dose thérapeutique ou à dose toxique, et l'opium n'est pas le seul agent médicamenteux qui nous en offre l'exemple.

On a encore signalé quelques autres substances qui, les unes accidentellement, d'autres assez fréquemment, ont amené la glycosurie. Bien que ce ne soient pas des médicaments et qu'elles n'aient entre elles d'autres points communs que celui d'agir comme toxiques, j'ai bien été obligé de les mentionner à cette place.

Nasse a vu l'usage des *bières gâtées* être suivi de diabète (1). Jessen (de Dorpat) a constaté le diabète chez des chevaux qui avaient consommé de l'*avoine humide* (2). Dans ces divers cas, la glycosurie était vraisemblablement due à l'action toxique des champignons développés dans ces aliments altérés.

Enfin l'*oxyde de carbone*, suivant plusieurs observateurs, a également déterminé la glycosurie soit chez les animaux, soit chez l'homme. Ainsi, en forçant un chien à respirer de l'oxyde de carbone pendant une heure, en plusieurs fois, de façon à ne pas arriver jusqu'aux accidents les plus graves de l'intoxication, Senff a pu provoquer une glycosurie qui a persisté d'une à trois heures (3). Quelques années auparavant, le docteur Richardson avait déjà remarqué que l'inhalation d'oxyde de carbone est suivie de glycosurie (4). Pavy, qui a observé le même phénomène à la suite de l'inhalation d'oxyde de carbone sous forme de fumée de lycoperdon, l'attribue à la non-désartérialisation du sang. Il a d'ailleurs varié les conditions de l'expérience de façon qu'on ne peut mettre le résultat obtenu sur le compte de l'hyperémie du foie (5). Enfin, le docteur Hasse, en relatant l'observation de trois soldats empoisonnés par les émanations du charbon, dit avoir trouvé chez l'un d'eux, qui, jusqu'à sa mort, survenue le douzième jour, n'avait cessé d'être paralysé, du sucre dans les urines durant la période la plus grave de la maladie (6).

(1) et (2) Fauconneau-Dufresne, *Guide du diabétique*, p. 35.
(3) *Union médicale*, 1871, t. II, p. 683.
(4) *Medic. Times and Gaz.*, 8 mars 1862.
(5) *Proceedings of the Roy. Soc.*, 25 nov. 1875.
(6) Rancati, *Considérat. cliniques sur l'urine*, éd. franç., p. 176.

ARTICLE II.

POISONS TELLURIQUES.

L'observation du diabète comme suite de fièvre intermittente n'est pas de date tout à fait récente. Voici, en effet, ce que disait au dix-septième siècle l'illustre Sydenham : « Il arrive quelquefois, quoique fort rarement, que les vieillards qui ont eu longtemps les fièvres intermittentes et qui ont été saignés et purgés mal à propos, sont attaqués du diabète, lors même qu'il ne leur reste plus de fièvre (1). »

Depuis cette époque, bien des auteurs ont signalé des faits de diabète dans lesquels l'impaludisme était l'élément étiologique le plus vraisemblable. Mais dans cette influence de l'intoxication tellurique sur l'élimination du sucre, il y a une différence importante à établir : en effet, on a constaté en pareil cas tantôt la glycosurie et tantôt le diabète.

La glycosurie, si l'on s'en rapporte aux recherches du docteur Burdel (de Vierzon) (2), se produirait dans la période aiguë de l'intoxication, et elle serait d'autant plus marquée que l'on se trouve plus rapproché du début des accès, pour disparaître ensuite pendant la période d'apyrexie. Plus les accès sont rapprochés, plus la dose de sucre est élevée; ainsi, on en trouve davantage dans la fièvre quotidienne que dans la fièvre tierce et dans celle-ci que dans la fièvre quarte. C'est dans la fièvre

(1) *Constitution médicale des années* 1675 *à* 1680, éd. de l'*Encycl. des sc. méd.*, p. 158.

(2) *Union médicale*, 1859, n° 139, et 1872, t. II, p. 368.

pernicieuse qu'on trouve la plus grande quantité de sucre.

La plus grande quantité de sucre constatée dans ces cas de fièvre intermittente a été de 12 grammes pour 100, mais la moyenne a été de 4 à 6 grammes environ. Quant à la proportion de glycosuriques chez les fiévreux, voici le résultat qu'a obtenu M. Burdel sur 253 individus :

132	atteints de	fièvre quotidienne. . .	29	glycosuriques, soit	21,6 %
122	—	fièvre tierce..	19	—	14 %
76	—	fièvre quarte.	11	—	14,5 %
40	—	cachexie palustre très-prononcée.	32	—	80 %
11	—	fièvre pernicieuse. . .	3	—	27,3 %

Je ne crois pas que beaucoup de médecins aient suivi l'honorable correspondant de l'Académie dans cet ordre de recherches, et en consultant un des ouvrages les plus récents sur l'impaludisme, celui de M. Duboué (de Pau), par exemple, je ne vois pas la confirmation des résultats obtenus par le médecin distingué de Vierzon. Je ferai remarquer toutefois, avec ce dernier, que Fleury et Bouchut ont, chacun de leur côté, constaté également la glycosurie chez des individus atteints de cachexie palustre.

Dans tous les cas dont il vient d'être question, on ne paraît pas avoir observé de symptômes diabétiques accompagnant la glycosurie : ce sont donc bien là des faits de glycosurie simple. Est-ce à dire qu'il n'y ait pas eu plus tard de diabète consécutif chez quelques-uns de ces individus? Comme complément de son travail, il eût été intéressant que M. Burdel recherchât si, parmi les diabétiques qu'il a dû rencontrer dans le cours d'une pratique déjà longue, il n'en était pas un certain nombre atteints antérieurement de fièvres intermittentes et chez lesquels cette étiologie du diabète était la plus probable.

Si nous ne trouvons pas de renseignements sur ce point dans le travail que je viens de citer, d'autres statistiques nous en fournissent. Dans celle de Griesinger, par exemple, sur 225 cas réunis par cet auteur, on en trouve 10 dans lesquels le diabète a pu être rapporté à l'impaludisme. Cantani a observé chez des sujets qui avaient eu diverses manifestations de la cachexie paludéenne, tantôt la glycosurie simple et tantôt le diabète; seulement il n'admet la relation de cause à effet que pour la première. Quant au diabète, il n'y voit qu'une simple coïncidence. D'un autre côté, je dois dire que, sur la quantité de militaires qui viennent à Vichy tous les ans pour leurs affections gastro-hépatiques consécutives aux fièvres d'Afrique, on rencontre rarement des diabétiques, d'après ce que m'ont dit les deux médecins principaux de l'Hôpital militaire. La statistique que l'un d'eux m'a montrée serait, à ce point de vue, assez probante.

La question, il est facile de le voir, est donc loin d'être jugée, du moins pour ce qui concerne le diabète, car la glycosurie paludéenne me paraît acquise. Quant aux raisons qui pourraient justifier l'étiologie paludéenne du diabète, outre la glycosurie qui est déjà à elle seule une cause incontestable de diabète, on pourrait invoquer le trouble profond qu'exerce l'intoxication tellurique sur l'appareil chylo-poïétique et les retentissements graves et invétérés qui en sont si souvent la conséquence.

CHAPITRE V.

DYSCRASIES DIATHÉSIQUES.

Une seule diathèse m'occupera ici, parce que les autres n'ont qu'une action trop problématique sur la glycogénie : je veux parler de ce qu'on est convenu d'appeler la *diathèse urique* ou *uricémie*, qui tient sous sa dépendance ou qui a comme manifestation la goutte, la gravelle, et probablement aussi la polysarcie.

Je ne crois pas qu'il soit nécessaire d'entrer dans de longs développements pour montrer que le diabète peut avoir pour étiologie la diathèse urique : c'est aujourd'hui une chose parfaitement admise ; non pas qu'il en soit toujours ainsi, mais il est incontestable que, chez certains sujets, le diabète et la goutte ou la gravelle alternent très-manifestement. Sur 270 cas de diabète, Durand-Fardel a constaté vingt-trois fois la gravelle, dix fois la goutte, cinq fois la goutte et la gravelle réunies, soit environ 14 cas sur 100. Seegen, qui exerce dans les mêmes conditions que l'auteur précédent, en a constaté une proportion à peu près égale. Marchal (de Calvi) a insisté beaucoup sur cette relation entre le diabète et la goutte, et rapporte plusieurs faits à l'appui. Prout, Garrod, Bence Jones, Rayer, Charcot, Cl. Bernard et bien d'autres, citent aussi des faits dans lesquels la goutte, la gravelle et le diabète paraissent bien n'être que la manifestation d'une diathèse à laquelle on a donné le nom d'*urique* pour rappeler un de ses caractères les plus importants, c'est-à-dire l'augmentation dans la production d'acide urique.

J'ai dit tout à l'heure que, chez les individus affectés de diathèse urique, on voit alterner avec les accès tantôt la glycosurie sans symptômes diabétiques et d'autres fois le diabète lui-même et très-marqué. C'est du reste à ces cas de diabète reparaissant de temps en temps et alternant généralement avec d'autres manifestations diathésiques que Bence Jones a donné le nom de *diabète intermittent*.

En constatant, dans ce chapitre, que la diathèse urique est un élément important dans l'étiologie du diabète, je dois faire remarquer que cette question se rattache d'ailleurs à une autre, d'ordre plus général, l'hérédité, sur laquelle j'ai amplement insisté au début de ce travail. En montrant en effet par des exemples qu'avec des ascendants goutteux ou graveleux, il n'est pas rare d'observer des sujets diabétiques, c'était indiquer déjà suffisamment l'influence pathogénique de la diathèse urique.

CHAPITRE VI.

GLYCOSURIE OU DIABÈTE CONSÉCUTIFS AUX LONGUES SUPPURATIONS, AUX GRANDES PERTES DE SANG ET AUX MALADIES GRAVES (MALADIES AIGUES, CHOLÉRA).

Malgré les rudes coups portés par Marchal (de Calvi) au diabète dit *consécutif*, il me paraît bien difficile de ne pas l'admettre. Il y a, en effet, des cas parfaitement authentiques où des individus sont devenus glycosuriques et même diabétiques à la suite d'anthrax volumineux, d'hémorrhagies considérables, de fièvres graves.

Pour ce qui est des anthrax, bien que la question ne soit pas encore définitivement tranchée, je crois, contrairement à l'opinion soutenue par Halpryn (1), que la glycosurie peut se manifester par suite de la suppuration abondante qu'ils déterminent et du trouble profond de l'organisme qui en résulte. La glycosurie n'est, en somme, qu'une perturbation, mal définie peut-être et un peu complexe, dans le processus nutritif, et il n'est pas aisé d'en préciser le mécanisme dans tous les cas où elle se produit. Un des cas les plus remarquables de diabète déterminé par l'anthrax, c'est celui de Philippeaux et Vulpian rapporté dans l'ouvrage de Marchal (obs. LXXV).

Il serait peut-être plus facile d'expliquer comment les grandes hémorrhagies sont capables d'amener la glyco-

(1) *Thèses de Paris*, 1872.

surie. Je me contente de rappeler que le fait a été observé chez les animaux par Cl. Bernard et par Lehmann. Gubler a vu aussi une glycosurie passagère avec albuminurie chez une jeune femme à la suite d'une métrorrhagie. Jos. Frank rapporte encore un cas de diabète dans lequel il ne signale d'autre élément étiologique que d'abondantes épistaxis (1).

La glycosurie qui accompagne les fièvres graves n'est contestée par personne; mais ici il me paraît utile de faire des distinctions, car le phénomène en question ne se manifeste pas toujours dans des circonstances identiques. Ainsi, on a cité des cas de diabète survenu à la suite de fièvres graves, de fièvres continues. Arétée paraît même avoir entrevu ce fait qui a été positivement observé par Heberden, comme on peut le voir dans ses commentaires sur Cullen. Mais je n'insiste pas sur ce point pour lequel les documents ne sont pas suffisamment précis.

On a encore constaté la présence du sucre dans les urines chez bon nombre de malades, atteints d'affections aiguës, telles que pneumonie, érysipèle de la face, rougeole, rhumatisme articulaire, etc. Gueneau (2) et Bordier (3) ont rapporté assez de faits de cette nature pour qu'on puisse admettre cette glycosurie sinon comme constante, du moins assez fréquente. C'est dans la convalescence de ces maladies qu'on l'observerait et elle serait due à la différence entre la production et la dépense de glycose dans l'organisme, résultant de l'arrêt brusque d'un surcroît de combustion : telle est du moins l'expli-

(1) *Ratio Instit. clin. Ticin.*, etc., Vienne, 1797, p. 202.

(2) *Thèses de Paris*, 1866.

(3) *Archives de médecine*, août 1868.

cation donnée par Bordier, explication qui me semble satisfaisante.

Tout autre est l'origine de la glycosurie constatée dans le choléra. Tandis que dans la pneumonie et les fièvres éruptives le sucre paraît dans les urines quand la fièvre est à peu près complétement tombée, dans le choléra c'est pendant la période de réaction, au moment par conséquent où la fièvre est encore très-forte et où les combustions sont censées se faire de la manière la plus active, que la glycosurie se manifeste. La glycosurie dans le choléra, observée tout d'abord par Heintz et Samoje, puis par Voit, par Fr. Lehmann, a été chez nous l'objet de nombreuses recherches parmi lesquelles je signalerai surtout celles du professeur Gubler et de Bordier, celles de Lorain, de Desnos et Gombault, de Langronne, etc., etc. Enfin ce sujet a été repris récemment dans un remarquable travail critique du docteur W. Sedgwick (1).

D'après l'ensemble de ces documents, il est permis d'établir que, en dehors de la glycosurie constatée dans la convalescence du choléra comme dans les autres maladies fébriles, on en observe une autre particulière à cette affection et qui se produit dans la période de réaction; elle serait d'autant plus fréquente et plus marquée que cette période se manifeste de la façon la plus franche et la plus régulière et elle manquerait principalement quand la réaction est mal accusée, peu intense, irrégulière ou accompagnée de phénomènes adynamiques (2). L'anurie

(1) *Medico-Chir. Transact.*, 1871, p. 63.

(2) C'est ce qui explique que certains observateurs, Prompt, par exemple (*Société de biologie*, 1876), ne l'aient que rarement constaté.

des premiers jours de la maladie joue-t-elle un rôle dans la production de cette glycosurie en laissant accumuler dans le sang et les tissus le sucre qui à l'état physiologique est éliminé incessamment, quoique en faible quantité, par les urines ? Il est possible que ce symptôme ait une certaine influence sur le phénomène en question. Dans tous les cas, la plus grande part, dans cette glycosurie, n'en reviendrait pas moins aux poussées congestives qui sont le caractère dominant de la période réactionnelle et qui, en déterminant un afflux de sang énergique vers le foie, y activent la formation du sucre.

Peut-être aussi le système nerveux, participant comme les autres organes à cet état hyperémique, exerce-t-il quelque action sur cette suractivité glycogénique.

CHAPITRE VII.

INFLUENCES MÉTASTATIQUES.

Cet élément étiologique a été invoqué pour bien des cas de diabète ; mais je n'oserais dire qu'il a toujours été bien légitimement mis en cause. Je dois néanmoins signaler les plus intéressants.

Trnka cite dans son livre (p. 49 et 50) plusieurs faits de diabète survenus l'un, chez un enfant à la suite de la guérison spontanée de la gale, un autre chez une femme de vingt-six ans à la suite de la suppression des lochies, un autre, qu'il emprunte à Baillou, pour la suppression d'une leucorrhée, un autre encore, dont le sujet était un médecin, par la suppression de la transpiration. Il n'est pas certain que, dans ces divers cas, on ait eu affaire au diabète sucré : on sait en effet que pour Trnka la polyurie est le caractère dominant du diabète et la présence du sucre un caractère tout à fait accessoire. Mais il est dans la science d'autres observations dans lesquelles le diagnostic a été plus précis. Ainsi Kœchling (1) rapporte le fait d'un individu qui devint diabétique à la suite de la suppression d'un ulcère. Le diabète guérit en appliquant un cautère à la place de l'ulcère. Mais quand on supprima le cautère, il se produisit une anasarque généralisée. Bouchardat rapporte l'observation d'un individu chez lequel l'invasion du

(1) *Wagner's Archiv.*, 1834, et *Gazette médicale*, 1834, p. 742.

diabète coïncida avec la suppression d'un exanthème (1). Mondière, dans un mémoire sur la sueur habituelle des pieds, relate un cas de diabète survenu à la suite de la suppression de cette transpiration (2).

Les glycosuries métastatiques peuvent être considérées comme des manifestations diathésiques ou constitutionnelles. En effet, on peut admettre, ce me semble, que chez un individu herpétique ou arthritique la suppression d'un eczéma, d'un catarrhe bronchique, d'hémorrhoïdes pourra parfaitement déterminer la production d'une autre manifestation morbide. Les auteurs du *Compendium* ne sont guère de cet avis : cette interprétation me paraît cependant la plus rationnelle.

(1) *Traité de la glycosurie*, p. 250.
(2) *L'Expérience*, 1838, p. 63.

RÉSUMÉ ET CONCLUSIONS.

Je crois avoir passé en revue la plupart des conditions physiologiques ou pathologiques sous l'influence desquelles peut se produire la présence du sucre dans l'urine en quantité assez notable pour constituer la glycosurie ou le diabète. Autant que possible, j'ai discuté la valeur relative de ces conditions et indiqué dans quels cas c'était la glycosurie et dans quels cas le diabète qui se manifestait. Mais cette étude forcément analytique resterait un peu confuse si je n'essayais de présenter en quelques lignes la synthèse de ce travail.

On peut commencer par établir une séparation très-nette entre la glycosurie et le diabète, malgré l'opinion de notre grand physiologiste Cl. Bernard, pour qui le diabète n'est «qu'un trouble caractérisé par une exagération de la fonction normale (1)» ; pour cet auteur, en effet, tous les états pathologiques ne sont que des modifications de l'état physiologique, et dès lors ce ne serait certes pas le diabète qui échapperait à cette loi. Cela est parfaitement vrai pour la glycosurie, mais ne me paraît pas pouvoir s'appliquer au diabète. Le diabète est la glycosurie, plus quelque chose ; c'est une glycosurie plus complexe, une glycosurie qui a évolué. En d'autres termes, le diabète occupe dans l'échelle pathologique un degré plus élevé que la glycosurie. La différence n'est pas

(1) *Leçons sur le diabète*, 1877, p. 457.

toujours très-tranchée entre certains degrés de l'un et certains degrés de l'autre, de même qu'entre des espèces voisines il y a des genres qui semblent appartenir à l'une presque aussi bien qu'à l'autre ; elle semble même parfois s'effacer complétement. Mais si l'on considère la glycosurie traumatique simple, expérimentale ou accidentelle, d'une part, et le diabète classique d'autre part, on voit tout de suite quelle distance les sépare. Je sais bien que cette distance est souvent et facilement franchie; mais comment et sous quelle influence ? C'est là précisément ce qui distingue étiologiquement la glycosurie du diabète. Une foule de conditions produisent la glycosurie, mais il faut que de nouvelles conditions s'ajoutent aux premières pour la faire passer à l'état de diabète.

Pourquoi tant de gens font-ils abus des pâtisseries et des sucreries ou de la bonne chère en général ? pourquoi tant d'autres subissent-ils une contusion de la tête, ou ont-ils une maladie du foie, sans devenir diabétiques ? Il est très-possible que, parmi les gens dont je parle, bon nombre aient été passagèrement glycosuriques au moment où agissaient les causes déterminantes que je viens de citer : néanmoins, le diabète n'est survenu que chez un bien petit nombre. Cela tient évidemment, et c'est là que je voulais en venir, à ce qu'il n'existait de prédisposition que chez quelques-uns. Et puis, peut-être faudrait-il aussi tenir compte de ce fait, c'est que certaines causes, dites *déterminantes*, n'exercent, chacune isolément, qu'une action insignifiante, et que le concours de plusieurs d'entre elles est le plus souvent nécessaire pour arriver à produire une influence un peu manifeste.

On comprend combien il est difficile d'être précis et affirmatif dans un sujet qui laisse tant de prise encore au doute et à l'hypothèse ; mais cependant, et bien que pour le moment on ne puisse donner une solution définitive de la question étiologique du diabète, on admettra aisément, je pense, dans cette affaire, la prééminence du système nerveux, ce qui permet de rattacher à lui tous les autres éléments étiologiques considérés dès lors comme secondaires.

Je conviens qu'il est peut-être un peu hardi de proposer et de vouloir faire accepter cette unité étiologique après une si longue énumération de causes plus ou moins efficaces. Mais, outre qu'une révision sévère amènerait certainement l'exclusion de quelques-unes comme mal fondées, cette multiplicité de causes est plus apparente que réelle, en ce sens que la plupart sont sous la dépendance manifeste du système nerveux dont elles ne font que masquer l'influence.

Dans cette action du système nerveux envisagé comme source étiologique générale du diabète, l'hérédité revendiquerait naturellement le plus grand rôle, ce qui n'empêche nullement de réserver la part qui pourrait revenir à des lésions nerveuses fondamentales, telles que celles décrites par le docteur H. Dickinson.

Ce rôle prédominant ainsi dévolu au système nerveux, aurait pour résultat de diminuer beaucoup l'influence pathogénique du foie, du moins comme cause primitive, ce qui concorderait peut-être mieux avec les données cliniques ; car, malgré le relief que j'ai essayé de leur donner, elles ne me font pas l'effet d'avoir toute l'importance que j'avais cru pouvoir leur attribuer.

Toutefois, la question est loin d'être jugée pour le moment, comme je l'ai déjà dit. Les recherches ultérieures feront-elles jouer un plus grand rôle au foie dans l'étiologie du diabète et lui donneront-elles une influence égale à celle du système nerveux, c'est ce que l'avenir nous montrera.

Pour me résumer en quelques mots, je dirai :

Une foule de conditions diverses produisent la glycosurie, et, suivant leur nature, cette glycosurie peut même présenter des modalités variées, quoique peu accentuées ; mais le type le plus simple et le plus constant n'en est pas moins la glycosurie nerveuse expérimentale. De même, le diabète type est le diabète héréditaire ou d'origine cérébrale, et les formes un peu différentes sous lesquelles il se manifeste seraient l'effet des causes secondaires qui agissent pour en déterminer l'apparition.

Ce n'est, il est vrai, qu'en procédant par exclusion que je suis arrivé à formuler cette doctrine étiologique. Mais cette méthode n'est pas sans valeur quand il s'agit d'une question aussi complexe.

DEUXIÈME PARTIE

PRONOSTIC DE LA GLYCOSURIE ET DU DIABÈTE

CONSIDÉRATIONS PRÉLIMINAIRES.

Avant de passer en revue les divers éléments du pronostic, je ferai remarquer que, d'une façon générale, le diabète se présente aujourd'hui sous un aspect moins grave qu'autrefois.

Antérieurement au siècle actuel, on ne reconnaissait guère le diabète que lorsque les principaux symptômes, les plus caractéristiques, se trouvaient réunis. Dès lors, beaucoup de cas passaient inaperçus, attendu qu'il n'est pas rare d'observer des diabètes où les urines sont peu abondantes, où la polydipsie n'est pas très-marquée, etc. Ensuite, la pathogénie de cette maladie, avant les découvertes physiologiques de notre époque, était très-mal connue. Par suite, on ne s'inquiétait pas de rechercher la glycosurie dans bien des circonstances où aujourd'hui on s'en occuperait. Or, il est évident que si la glycosurie n'est pas toujours le diabète, rarement même, si l'on veut, c'est du moins une porte ouverte à cette maladie, un point de départ possible dont il y aurait imprudence à ne pas s'inquiéter.

Une autre raison qui tend à diminuer aujourd'hui la gravité du pronostic, c'est que le diabète ayant été vulgarisé, les malades eux-mêmes s'en préoccupent plus vite, ils se décident à se faire traiter de bonne heure. Aussi les cas de diabète arrivés rapidement à un degré très-grave sont relativement moins nombreux qu'autrefois. Le traitement est d'ailleurs pour quelque chose dans ce résultat, attendu qu'il est bien plus rationnel de nos jours qu'autrefois.

Néanmoins, il ne faudrait pas trop se faire illusion et croire plus qu'il ne faut à la curabilité du diabète. Sur ce point, en effet, les avis sont encore partagés : les uns pensent qu'on ne guérit jamais complétement cette maladie, du moins quand elle est diathésique; d'autres admettent qu'on peut considérer comme guéris les gens chez lesquels on n'a pas vu reparaître le sucre pendant des années. J'indique la question sans la résoudre, car les développements qu'elle nécessiterait m'entraîneraient trop loin et seraient d'ailleurs un peu déplacés ici.

En somme, on connaît mieux le diabète, on le reconnaît par suite plus tôt; on trouve donc moins de cas arrivés à un haut degré de gravité. Les malades, de leur côté, se font généralement soigner à une période moins avancée, et on les traite avec des moyens thérapeutiques mieux appropriés. On comprend donc que, toutes choses égales d'ailleurs, le pronostic soit moins grave aujourd'hui qu'autrefois.

Ceci posé, examinons maintenant les principaux éléments du pronostic.

J'ai divisé ce travail en deux chapitres consacrés, l'un aux éléments fournis par le sujet, spéciaux au sujet, l'autre aux éléments tirés de la maladie même, de son allure, de la forme qu'elle revêt, etc.

CHAPITRE I.

CONDITIONS SUBJECTIVES OU INDICATIONS FOURNIES PAR LE SUJET.

ARTICLE I.

HÉRÉDITÉ.

Comme pour la plupart des maladies constitutionnelles, l'hérédité rend le pronostic du diabète plus sérieux. Ce n'est pas seulement parce que la guérison du diabète doit être alors considérée comme assez improbable, mais parce que la forme même de la maladie est généralement plus sévère. Sous l'influence de l'hérédité, en effet, le diabète se manifeste à un âge peu avancé, plutôt entre quinze et trente-cinq ans que plus tard, et l'on sait que c'est là une condition très-défavorable. Il a encore alors une tendance à marcher plus rapidement; il est moins accessible au traitement, et l'on a enfin remarqué que les complications thoraciques étaient beaucoup plus fréquentes quand le diabète est héréditaire.

Un fait qui montre bien encore la gravité du diabète héréditaire, c'est qu'il n'est pas rare — j'en ai cité cinq à six cas et nul doute qu'on n'en trouverait bien d'autres — de voir les descendants de diabétiques mourir de cette maladie non-seulement avant leurs ascendants, mais parfois même avant qu'on ait reconnu le diabète chez ces derniers.

J'en ai assez dit, je crois, pour montrer que dans le pronostic de cette maladie on doit rechercher avec soin s'il y a hérédité ou non.

ARTICLE II.

AGE ET SEXE.

Le pronostic du diabète varie considérablement, suivant l'âge du sujet. Quand cette maladie survient passé la quarantaine, il y a bien des chances pour que, même avec un régime pas très-rigoureux, et un traitement d'une énergie modérée, elle se prolonge indéfiniment, avec des alternatives d'amélioration très-marquée, sans amener de complication grave, et laisse le malade mourir de toute autre chose complétement étrangère à elle. Plus au contraire on se rapproche du jeune âge et plus le diabète a de tendance à devenir fatal. On comprend, en effet, qu'étant donnée une affection dont le caractère dominant est de produire un processus actif de désassimilation, le trouble qui en résultera pour l'organisme soit bien plus préjudiciable au moment où le mouvement d'assimilation est le plus vivace, où les phénomènes de la nutrition s'opèrent avec la plus grande intensité. Comme le fait justement remarquer Pavy (1), contrairement à ce qui s'observe dans la plupart des maladies, plus âgé est le sujet, et moins le diabète sera grave et moins il sera rebelle au traitement.

Tous les auteurs sont, du reste, d'accord sur ce point, c'est que la gravité du diabète est, toutes choses égales

(1) *Op. cit.*, p. 187.

d'ailleurs, en raison inverse de l'âge. Cette gravité ne tient pas uniquement aux raisons physiologiques tirées de l'évolution organique que je signalais tout à l'heure; elle est liée également à la forme qu'affecte la maladie quand elle frappe dans le jeune âge. Elle a alors en effet une tendance très-prononcée à prendre la forme aiguë, et dans ce cas le diabète peut devenir fatal en quelques mois. On l'a vu même parfois emporter le malade en cinq ou six semaines. Ces cas sont heureusement assez rares.

Le pronostic du diabète, ai-je dit, est d'autant plus grave que le patient est plus jeune. Aussi, chez l'enfant, est-il généralement mortel, et même assez rapidement. Dans une thèse récente du docteur Redon sur le diabète chez les enfants (1), l'auteur rapporte la plupart des faits de ce genre qui ont été publiés, et l'on y voit que, sur trente-deux cas, vingt-deux se sont terminés par la mort, ce qui constitue déjà une mortalité de 68 pour 100. Mais cette proportion s'augmente si l'on considère que deux cas sont donnés par l'auteur comme guéris (quoique dans l'un il y eût encore 180 grammes de sucre par jour et que dans l'autre le jeune malade en fût à sa troisième rechute), qu'un troisième était un cas de diabète traumatique dont la gravité est trop subordonnée à la lésion pour le faire entrer en ligne de compte, et enfin, que deux autres ne devraient pas non plus être appelés *diabète* parce que, quoi qu'en dise l'auteur, ce sont bien deux cas de glycosurie très-manifestes, et par conséquent hors de cause. Il n'y aurait donc rien

(1) *Thèses de Paris*, 28 mars 1877.

d'exagéré à donner comme chiffre de la mortalité dans le diabète, au-dessous de quinze ans, 75 pour 100, du moins jusqu'à plus ample informé.

Quant à préciser à quelle période, entre zéro et quinze ans, le pronostic doit être le plus grave, il me semble qu'on ne dispose pas d'un nombre suffisant de cas pour l'entreprendre.

Je ne crois pas que le **sexe** soit susceptible d'influencer bien sérieusement le pronostic. La femme offre peut-être un moindre degré de résistance physique et morale; mais, en revanche, elle est ordinairement à l'abri des autres causes qui peuvent aggraver la maladie ou paralyser le traitement, telles que les soucis et les fatigues de la profession, la facilité des écarts de régime, etc. Cependant, si l'on met en regard la proportion moyenne des *malades* du sexe féminin donnée par les auteurs qui ont publié leur statistique de diabétiques, avec la proportion de *morts* du même sexe fournie par la statistique de la Grande-Bretagne de 1850 à 1870, on trouve que proportionnellement il meurt plus de femmes. En d'autres termes, d'après les auteurs, on rencontrerait sur quatre diabétiques trois hommes et une femme, tandis que pour les décès par le diabète la proportion est de deux pour un, et même d'un pour un, si l'on ne prend que les décès de zéro à dix ans. Mais, en réalité, ces chiffres prouvent tout simplement que, dans le jeune âge, les conditions étiologiques sont les mêmes pour les deux sexes, tandis qu'à mesure qu'on s'en écarte, les circonstances sociales changeant complétement, l'homme est plus en butte aux diverses causes susceptibles de déterminer le diabète. Seulement, c'est plutôt le diabète acquis qu'on voit alors se développer, tandis qu'auparavant c'était le diabète héréditaire.

ARTICLE III.

TEMPÉRAMENT, CONSTITUTION, ÉTAT GÉNÉRAL, MORAL, HABITUDES, ETAT DE FORTUNE.

L'examen du tempérament, au point de vue du pronostic, ne me paraît présenter, relativement au diabète, rien qui ne s'applique à la plupart des maladies générales.

La constitution du sujet, au contraire, offre beaucoup d'intérêt, et par constitution j'entends ici principalement l'état d'obésité ou de maigreur. Si l'on a à porter un pronostic sur un sujet gras, deux raisons le feront rendre plus favorable. D'abord, les gens gras sont le plus souvent affectés de la forme la moins grave du diabète, celle qu'on a appelée du terme vague de *diabète gras*, diabète des riches, qui se rencontre surtout chez les goutteux, chez les gens qui ont des habitudes de bonne chère et d'oisiveté, chez lesquels par conséquent la dépense est bien au-dessous de la consommation. Ce diabète a généralement une tendance à se prolonger indéfiniment, ou à disparaître et reparaître avec la plus grande facilité, mais sans arriver d'ordinaire à cette intensité qu'on observe plutôt chez les sujets amaigris et qui mène souvent à une terminaison fatale.

Outre cela, les individus doués d'un certain degré d'obésité résistent mieux et plus longtemps au processus de désassimilation qui est commun à toutes les formes de la maladie, peu marqué dans l'une, très-accentué dans l'autre. Les sujets maigres, au contraire, voient la maladie user d'emblée les tissus les plus essentiels, le tissu musculaire, le tissu cellulaire, etc. Aussi arrivent-ils rapidement au dernier degré de la consomption.

L'état général et le moral des sujets méritent également d'être pris en considération. Le degré de résistance physique et morale que peut présenter un diabétique contre une maladie essentiellement consomptive est évidemment lié aux ressources que lui fournit son organisme en général et son système nerveux en particulier. Il est évident qu'il y aura lieu de bien augurer d'un sujet non encore profondément anémié, qui a conservé une certaine vigueur musculaire, qui est tout disposé à réagir, chez lequel les fonctions cérébrales n'ont pas subi d'atteinte sensible et qui n'est pas trop affecté par sa situation. La volonté, qui n'est qu'une des manifestations du moral, a également beaucoup d'influence, et on doit en tenir grand compte pour le pronostic qu'on a à porter. Je sais bien qu'en général l'énergie morale n'est pas sans importance pour l'heureuse issue de la plupart des maladies; mais c'est un point capital pour les diabétiques, qui, assujettis à un régime souvent minutieux, à une hygiène spéciale, sollicités presque constamment par une santé excellente en apparence à enfreindre toutes les recommandations, ont besoin bien plus que les autres malades d'une grande force de volonté pour résister aux tentations multiples qui les entourent.

Les habitudes ont aussi une importance notable. On rencontre des malades qui, soit par insouciance de leur état, ou par défaut de volonté énergique, ne sont pas capables de modifier les mauvaises conditions hygiéniques dans lesquelles ils vivent et qui aident si puissamment à la prolongation de la maladie aussi bien qu'à sa production. Or on sait que, dans le diabète, le traitement le mieux approprié à la forme qu'on a à combattre sera toujours sans effet durable s'il n'est secondé par une hygiène spéciale. Si donc on ne peut faire renoncer celui-ci à sa passion pour les farineux ou les plats sucrés, celui-là à son oisiveté ou à des occupatious trop sédentaires, cet autre à ses continuels soucis d'affaires, il ne sera que prudent d'émettre un pronostic assez sérieux. Un des grands mérites de Bouchardat aura été d'avoir insisté sur le traitement hygiénique du diabète et d'avoir montré le grand parti que l'on peut tirer du changement d'habitudes chez les diabétiques. D'après lui, on peut espérer beaucoup dans les cas où l'on est maître de modifier à son gré les habitudes prises. Dans le cas contraire, on n'a que des insuccès en perspective, car c'est demander au traitement purement médicamenteux plus qu'il ne peut faire.

L'aisance, si elle est un danger par ses attraits, par ses facilités, est aussi un des plus puissants auxiliaires des diabétiques. Elle contribue singulièrement à leur rendre facile le changement d'habitudes, en même temps qu'elle ajoute à l'efficacité de la force morale. Un régime tout à fait particulier et peu commode, un exercice très-régulier, la vie au grand air, une saison à Vichy, toutes ces choses sont loin d'être à la portée de chacun, et il est dès lors bien évident que la fortune sera un élément de pronostic favorable, de même que la misère et le séjour à l'hôpital devront être considérés comme des conditions détestables.

CHAPITRE II.

CONDITIONS OBJECTIVES OU INDICATIONS FOURNIES PAR LA MALADIE.

ARTICLE I.

FORME DE LA MALADIE.

Il est peu de maladies qui soient susceptibles de se présenter sous des formes aussi variées que le diabète. C'est à tel point, qu'un savant observateur, qui avait fait une étude spéciale des maladies de la nutrition et du diabète en particulier, dont il avait vu près de sept cents cas, Prout, dis-je, assure qu'il n'a jamais rencontré deux cas de cette affection absolument semblables. On comprend donc que le pronostic ait à compter avec la forme du diabète et puisse varier avec elle.

Je n'ai pas la prétention de vouloir faire ici une esquisse des formes du diabète. Ce travail est à faire, et il est du plus grand intérêt ; mais je ne crois pas que la science possède encore assez de documents pour pouvoir le mener à bonne fin. En attendant toutefois qu'une pareille tâche soit entreprise, je vais profiter des éléments qui existent déjà sur ce point et faire ressortir l'utilité qu'on peut en tirer pour le pronostic.

La première grande distinction à établir dans les formes du diabète, c'est entre la glycosurie et le diabète proprement dit. J'ai à peine besoin d'insister sur la différence considérable qu'il y a entre ces deux formes de la maladie relativement au pronostic.

Envisagée à un point de vue constitutionnel, la glycosurie peut être considérée comme une manifestation qui, tant qu'elle ne se substitue pas complétement à l'élément morbide d'où elle tire son origine, tant qu'elle n'a pas pris les proportions d'une maladie *sui generis*, tant que le symptôme, en un mot, n'a pas évolué jusqu'à l'affection, ne présente qu'une gravité relative. Or, ce symptôme, la glycosurie, peut offrir des degrés bien différents d'intensité, sans cesser d'être un symptôme. Elle est sous ce rapport tout à fait analogue à l'albuminurie. Il ne viendra à l'esprit de personne d'attribuer la moindre gravité à l'albuminurie passagère résultant de l'ingestion d'une quantité assez copieuse d'albumine sous forme d'œufs; tandis que celle résultant d'une néphrite est loin d'avoir la même signification.

Bien qu'il n'entre pas dans le plan de ce travail de m'étendre longuement sur la différence qui existe entre la glycosurie et le diabète, cependant, puisqu'il s'agit du pronostic, je ferai remarquer qu'il ne faudrait pas prendre pour des cas de diabète tous les faits désignés sous ce nom, parce qu'on finirait par croire que cette maladie n'est que rarement grave et que la plupart du temps la guérison est la règle. Telle serait, par exemple, l'impression que retirerait le lecteur non prévenu en voyant dans l'ouvrage de Cantani que les trois quarts des malades ont guéri. Il est évident pour moi, et je suis heureux de voir cette opinion partagée par une autorité, M. Lecorché, qu'un certain nombre des cas guéris de Cantani se rapportent à des glycosuries simples, et quelques autres aux deux premières formes de diabète dont je vais parler.

Comme je le faisais remarquer quelques lignes plus haut, il est encore bien difficile de déterminer les formes du diabète, même en s'en tenant aux principales. Je crois cependant que, jusqu'à plus ample informé, on pourrait admettre les formes goutteuse ou urique, gastrique, hépatique, cérébrale, et enfin consomptive.

Le diabète **goutteux** ou **urique** est certainement une des formes les moins graves. Les symptômes en sont généralement plus accentués, et de plus, il est sujet à de nombreuses intermittences ; c'est même là son caractère le plus important. Il est spécial aux individus affectés de diathèse urique (goutte, gravelle), on pourrait même dire de diathèse en général, qu'elle soit herpétique, arthritique ou même syphilitique, et ses manifestations alternent avec celles de la diathèse en puissance.

Le diabète qu'on observe chez les aliénés, bien que susceptible d'être très-prononcé, n'en présente pas moins une certaine bénignité, ce qui tient vraisemblablement à une modalité particulière du système nerveux qui fait que les maladies intercurrentes ont bien moins de retentissement sur leur organisme que chez les sujets non aliénés. Ainsi, M. Lailler a observé des aliénés rendant pendant longtemps des quantités considérables de sucre sans que leur constitution en parût souffrir sérieusement.

Le diabète **gastrique** a d'étroites affinités avec le précédent. Les symptômes sont cependant ici plus marqués; il est souvent précédé ou accompagné d'un état dyspeptique, d'où il tire en partie son origine. Le régime l'influence considérablement, plus que les autres formes, ce qui ne dénote pas une grande gravité, du moins dans la majorité des cas.

La forme **hépatique** est plus sérieuse que les précédentes, en raison de ce qu'elle est liée à quelque altération anatomique ou fonctionnelle du foie, c'est-à-dire du principal centre de production du glycogène. On peut s'attendre par suite à une grande persistance de la maladie, persistance qui s'accompagne d'une certaine intensité.

J'en dirai autant de la forme **cérébrale**, dans laquelle les symptômes nerveux (analgésies ou hyperesthésies, troubles de la vue, affaiblissement de la mémoire, du sens génital, etc., etc.) manquent rarement et la font aisément reconnaître. C'est une des formes les plus graves. Elle s'observe à un âge moins avancé que celles dont j'ai déjà parlé, s'accompagne souvent de complications et a une tendance marquée à se terminer brusquement ; de plus, elle est assez fréquemment héréditaire. La glycosurie traumatique, il ne faut pas l'oublier, devient quelquefois un diabète cérébral. Il serait donc imprudent d'assigner toujours à la première un pronostic favorable.

Je rapprocherai de la forme précédente le diabète **syphilitique**, non pas celui qui est concomitant ou alternant avec la syphilis et qui résulte d'un état général diathésique, ainsi que je l'ai fait remarquer précédemment, mais celui qui est le fait d'une lésion spécifique tertiaire. Bien que le nombre des cas de ce genre publiés jusqu'à ce jour soit insuffisant pour porter un jugement bien motivé, cette forme paraît moins grave que le diabète cérébral ordinaire, parce que le traitement antisyphilitique a sérieusement prise sur elle.

Enfin, la forme **consomptive** est caractérisée par un état de dépression générale, affaiblissement, amaigrissement, appétit diminué, symptômes thoraciques plus ou moins accusés (pneumonie chronique ou tuberculose). Elle affecte le plus souvent les individus chez lesquels le diabète est héréditaire soit directement, soit indirectement, ou encore, les diabétiques de la classe pauvre, qui n'ont jamais fait un traitement régulier. En général, elle marche assez rapidement vers une terminaison fatale. C'est donc celle dont le pronostic est le plus grave.

Cette esquisse des formes principales du diabète est évidemment fort incomplète. Les traits qui les distinguent les unes des autres sont certainement mal établis, leurs caractères propres manquent de netteté. Je reconnais tout cela, mais je n'en suis pas moins convaincu que ces diverses formes existent et qu'elles sont même probablement plus nombreuses que je ne l'indique. Ceci n'est pas seulement mon opinion, mais aussi celle de plusieurs éminents praticiens avec qui j'ai causé de ce point délicat et presque inexploré.

Si l'on veut bien admettre la réalité de ce que j'ai essayé de montrer, on comprend de quelle utilité serait la connaissance exacte des formes du diabète pour établir le pronostic. Je me propose d'ailleurs de reprendre plus tard cette question dans un travail fait spécialement dans cet ordre d'idées.

ARTICLE II.

PÉRIODES ET MARCHE.

Déterminer à quelle période de la maladie le médecin se trouve intervenir est d'un grand intérêt pour le pronostic. La question de période implique tout naturellement celle de l'âge de la maladie. Or, un des points dont on a le plus à se préoccuper, c'est de savoir si le diabète est récent ou ancien. S'il est de date récente, on peut considérer le malade comme étant dans de bonnes conditions pour guérir, pourvu, bien entendu, que les autres circonstances ne soient pas trop défavorables. Il est rare, en effet, qu'un diabète pris vers son début, et combattu rationnellement, ne soit pas sinon guéri (ce dont on ne sera pour ainsi dire jamais sûr), du moins arrêté et maintenu à un degré où il ne saurait être un péril sérieux. On peut même s'attendre à voir cette maladie s'amender considérablement, dès les premiers temps, par le seul effet du régime.

L'âge du diabète comprend d'ailleurs deux périodes principales très-distinctes : l'une dans laquelle le malade ne fait guère du sucre qu'avec les aliments glycogéniques qu'il ingère, par suite d'un trouble survenu dans leur assimilation. Ces aliments supprimés, le sucre disparaît, et si l'on ne peut pas considérer alors le diabète comme guéri complétement, on n'a pas du moins trop à le redouter, puisque sa manifestation capitale tient à une question de régime. Mais plus tard, sous l'influence des progrès de la maladie, soit qu'elle ait été négligée ou méconnue, ou qu'on n'ait pu s'en rendre maître à cause de son intensité, il vient un moment où, avec n'importe quel régime, avec la privation la plus complète des aliments qui font du sucre, ce principe n'en est pas moins éliminé et même en grande quantité, parce qu'alors il se forme aux dépens des matières azotées contenues dans les aliments et même de celles constituant nos tissus. Dans ces conditions, c'est la ruine de l'organisme qui se consomme, c'est la mort à courte échéance, ou tout au moins les chances de salut sont bien précaires.

Au point de vue du pronostic, il importe encore de rechercher la **marche** affectée par le diabète. Mais, sur ce point, il n'y a pas à hésiter : la maladie parcourt ses phases avec une rapidité qui lui donne un peu l'allure d'une granulie, d'une tuberculisation aiguë, ou bien elle dure des années sans présenter autre chose que des variations d'intensité dans tel ou tel symptôme, mais sans phénomènes aigus. Dans le premier cas, on peut hardiment prédire une mort très-prochaine, parce qu'alors la consomption de l'organisme s'opère si vite, que nul traitement n'est capable de l'arrêter. Cette marche rapide ne s'observe guère que chez les individus jeunes. C'est même à peu près la règle chez les enfants. Elle peut également survenir à une certaine période du diabète chronique, principalement quand il y a quelque complication thoracique.

ARTICLE III.

SYMPTOMES.

Pour être à même d'établir un pronostic du diabète, il est indispensable de bien apprécier les symptômes actuels de la maladie, leur intensité relative, la prédominance de tel ou tel d'entre eux, etc.; on sait, en effet, qu'ils n'ont pas tous une égale valeur. C'est ce que je vais essayer de faire, en ne parlant, bien entendu, que des plus caractéristiques.

§ 1. Quantité de sucre.

Ce serait une grave erreur de baser le pronostic du diabète uniquement sur la quantité de sucre rendu par le malade. Sans doute, c'est là un élément précieux d'information. Mais il est loin d'avoir l'importance qu'on serait tenté de lui attribuer *à priori*. La quantité de glycose éliminé par les urines tient, en effet, à des causes si diverses, qu'on ne saurait y voir une manifestation fidèle de la marche de l'affection, de son degré de gravité, etc. Ainsi, pour ne signaler qu'une des mieux connues, les plus légères modifications de régime peuvent influer, d'une façon souvent hors de proportion avec leur insignifiance, sur la quantité de sucre rendu par les diabétiques. De plus, je ferai remarquer que tel malade qui se présente à l'examen du médecin avec 25 ou 30 grammes de sucre par litre, peut être plus sérieusement atteint que tel autre qui a 80 ou 100 grammes, si l'on peut établir que chez le premier le sucre ne provient pas d'aliments glycogènes, tandis que chez le second le sucre aurait son origine dans ces substances, et puis encore parce qu'en effet, dans bien des cas, les autres symptômes diabétiques priment l'élimination de sucre. Si toutefois l'on tient compte des réserves que je viens de faire, il est évident que la quantité de sucre excrété journellement est un élément de pronostic qu'il faut se garder de négliger, parce qu'en somme elle indique à quel degré existe la mauvaise assimilation des aliments féculents et sucrés et même jusqu'à quel point l'organisme fabrique du sucre à ses dépens.

§ 2. Azoturie.

Un symptôme auquel je serais disposé à accorder plus d'importance qu'à la glycosurie, c'est la quantité d'azote éliminé. Que représente en effet l'azoturie, si ce n'est l'indication du mouvement de désassimilation qui se traduit en définitive par de l'azote excrété? Or, la désassimilation, c'est là qu'est le phénomène capital de la physiologie du diabétique : plus il est intense et plus l'organisme se consume. Ce sont d'abord les tissus adipeux en réserve, puis les matériaux azotés eux-mêmes, c'est-à-dire les constituants, la substance même des organes. Quand ce processus subit une marche progressive, on peut porter un pronostic des plus graves, parce que l'économie marche à une consomption fatale.

Il ne faudrait pas cependant prendre le chiffre de l'azote éliminé comme le critérium absolu du processus de désassimilation. Il est bien certain, cela va de soi, qu'il faut tenir compte des matériaux ingérés. Or, comme la polyphagie est assez fréquente chez les diabétiques, on voit que la signification de l'azoturie a besoin d'être discutée de façon à faire la part de la surabondance des ingesta. Mais, même en faisant cette part, on ne saurait trop avoir égard à ce symptôme et à ses variations quand il s'agit d'apprécier l'état du malade.

§ 3. Polyurie.

La polyurie a sans doute moins d'importance, au point de vue du pronostic, que les deux symptômes précédents; mais, quand elle est très-prononcée, il faut songer à deux choses qui ne sont pas sans influence sur la marche ultérieure de la maladie; d'abord, c'est que la polyurie est généralement accompagnée, dans les cas de diabète sucré, d'une azoturie souvent proportionnelle, ce qui se comprend par les seuls phénomènes osmotiques dont cette irrigation est la cause déterminante. Ce drainage, quand il acquiert une grande énergie, ne va pas, en effet, sans entraîner des particules solides des tissus, comme ces torrents qui rongent les roches sur lesquelles ils roulent. Une autre conséquence fâcheuse de la polyurie excessive, c'est le danger de complication rénale par suite de la congestion permanente que subit le filtre urinaire ainsi surmené. Je ferai encore remarquer que la persistance de la polyurie, si celle-ci est réellement intense, rappellera au médecin la possibilité de quelque lésion cérébrale, particularité qui est loin d'être indifférente pour le pronostic.

§ 4. Fonctions cutanées, digestives, cérébrales.

Je range ensemble ces fonctions si diverses parce que, envisagées sous le rapport du pronostic du diabète, elles me paraissent avoir à peu près une égale importance. Les fonctions de la peau sont celles qui s'altèrent des premières, et leur atténuation ou leur suppression plus ou moins complète est d'un signe moins grave que s'il s'agit des fonctions digestives ou cérébrales. L'affaiblissement de ces dernières dénote en effet que le malade est atteint d'une part dans sa puissance digestive, c'est-à-dire dans ce qui lui permet de résister au courant de dénutrition, et d'autre part, dans le système organique qui anime toutes les fonctions végétatives aussi bien que de relation.

ARTICLE IV.

COMPLICATIONS.

Je n'ai pas l'intention, à propos de pronostic, de passer en revue toutes les complications du diabète; je me bornerai à quelques généralités et ne ferai de mention spéciale que pour l'albuminurie et la pneumonie chronique ou la phthisie.

Il est bien certain que toute complication est un danger de plus ajouté à celui de la maladie elle-même, et comme il n'en survient d'ordinaire que lorsque le diabète dure depuis longtemps, la constatation d'une complication peut donc être un élément de pronostic. Mais c'est là à peu près tout le renseignement qu'on peut tirer d'un certain nombre de complications. Il en est d'autres cependant qui ont une importance particulière au point de vue du pronostic du diabète. Je vais les signaler en les accompagnant de courtes considérations.

L'albuminurie, bien que moins grave peut-être dans le diabète qu'en dehors de cette maladie, est un fâcheux phénomène, parce que chez certains sujets elle tend à se substituer à la maladie principale. On voit souvent, en effet, quand elle survient, le sucre diminuer et même disparaître, ce qui l'a fait regarder par Dupuytren et

Thénard comme une condition favorable, alors qu'au contraire elle préparait une aggravation des plus sérieuses. Bouchardat rapporte également le cas d'un diabétique chez lequel l'albumine remplaça le sucre dans les urines. L'état général paraissait excellent. Cet homme mourut subitement en arrivant à Paris.

Quand l'albuminurie n'est pas une manifestation diathésique, elle indique tout au moins une certaine fatigue ou irritation de l'organe uropoïétique, et par conséquent un acheminement à la maladie de Bright, l'organe continuant à être irrité par la présence de matières étrangères à l'urine et par l'abondance de l'excrétion.

La constatation de troubles de la vision a également beaucoup d'intérêt, parce qu'elle mettra sur la voie d'une origine cérébrale de la maladie et de la possibilité de lésions centrales.

Enfin, il est à peine besoin d'indiquer que l'état de la poitrine fournit encore un élément de pronostic en ce sens que, s'il s'agit d'une personne jeune, l'absence de lésions pulmonaires est d'un bon augure, et que, malgré la fâcheuse condition de l'âge, on peut espérer que le résultat ne sera pas aussi mauvais qu'on était en droit de le craindre.

ARTICLE V.

TRAITEMENT.

Quand on a à se prononcer sur un cas de diabète, il est très-utile de s'assurer s'il y a déjà eu un traitement de suivi. S'il n'y en a pas eu, et que la maladie date de longtemps, il est à craindre qu'elle ait déjà produit des troubles graves du côté soit des reins, soit des poumons, soit du système nerveux. Dans tous les cas, elle s'est au moins enracinée, l'organisme a pris en quelque sorte cette habitude morbide, et il est bien certain que, dans ces conditions, un traitement, quel qu'il soit, a bien moins de chance d'agir. Ensuite, il ne faut pas oublier que l'absence de tout traitement est la condition qui favorise le plus le développement des complications, quand elle ne prépare pas une mort subite tout à fait imprévue, ainsi que je l'ai indiqué dans un autre travail (1). On voit donc quel intérêt il y a à constater si le malade a déjà suivi un traitement sérieux.

Si maintenant, le traitement ayant cours, on constate que la quantité de sucre et les principaux symptômes diminuent rapidement d'intensité, on peut porter un pronostic favorable, parce que, pour peu que les autres circonstances s'y prêtent, on sera toujours maître d'arrêter les progrès ultérieurs de la maladie par un autre traitement, au cas où le premier cesserait de faire de l'effet. On aura encore plus lieu d'être rassuré si, après qu'un traitement approprié a fait disparaître le sucre, les féculents et les aliments sucrés pris à faible dose ne le font pas reparaître.

(1) *Archives de médecine*, déc. 1877 et janv. 1878, et tirage à part, chez Asselin.

FIN.

TABLE DES MATIÈRES

Préliminaires 1

PREMIÈRE PARTIE. — ÉTIOLOGIE.

LIVRE I. — ÉLÉMENTS ÉTIOLOGIQUES D'ORDRE PHYSIOLOGIQUE.

Chapitre I. *Hérédité* 5
Chapitre II. *Tempérament, constitution, obésité* 22
Chapitre III. *Age* 25
Chapitre IV. *Sexe* 29
Chapitre V. *Conditions climatériques* 31
Chapitre VI. *Professions et exercice* 38
Chapitre VII. *Alimentation* 42
Art. i. Alimentation qualitative, aliments féculents et sucrés 42
Art. ii. Alimentation quantitative 51
§ 1. Alimentation surabondante 51
§ 2. Alimentation insuffisante 52
Art. iii. Boissons 56
Chapitre VIII. *Grossesse et lactation* 60

LIVRE II. — ÉLÉMENTS ÉTIOLOGIQUES D'ORDRE PATHOLOGIQUE.

Chapitre I. *Appareil nerveux* 65
Art. i. Glycosurie expérimentale d'origine nerveuse ... 66
Art. ii. Glycosurie morbide ou spontanée 70
§ 1. Par lésion traumatique 70
§ 2. Par lésion organique 73
1° Quatrième ventricule et moelle allongée 73
2° Cerveau 75
3° Moelle épinière 78
4° Névroses 79
5° Lésions communes au cerveau et à la moelle.... 80
6° Système sympathique et nerfs 83
Art. iii. Influences morales 84

Chapitre II. *Appareil digestif* 89
Art. i. Estomac 89
Art. ii. Foie 97
Art. iii. Pancréas 115
Chapitre III. *Appareil respiratoire* 122
Chapitre IV. *Substances médicamenteuses et toxiques* 126
Art. i. Médicaments et poisons médicamenteux 126
§ 1. Agents stéatogènes 126
§ 2. Agents diffusibles 129
§ 3. Agents névrosiques 131
Art. ii. Poisons telluriques 133
Chapitre V. *Dyscrasies diathésiques* 136
Chapitre VI. *Longues suppurations, grandes hémorrhagies, maladies graves (maladies aiguës, choléra)* 138
Chapitre VII. *Influences métastatiques* 142
Résumé et conclusions 144

DEUXIÈME PARTIE. — PRONOSTIC.

Considérations préliminaires 149
Chapitre I. *Indications fournies par le sujet* 151
Art. i. Hérédité 151
Art. ii. Age et sexe 152
Art. iii. Tempérament, constitution, état général, moral, habitudes, état de fortune 155
Chapitre II. *Indications fournies par la maladie* 158
Art. i. Forme de la maladie 158
Art. ii. Périodes et marche 163
Art. iii. Symptômes 164
§ 1. Quantité de sucre 165
§ 2. Azoturie 166
§ 3. Polyurie 167
§ 4. Fonctions cutanées, digestives, cérébrales 167
Art. iv. Complications 168
Art. v. Traitement 169

Paris.—Typographie A. Hennuyer, rue d'Arcet, 7.

www.ingramcontent.com/pod-product-compliance
Ingram Content Group UK Ltd.
Pitfield, Milton Keynes, MK11 3LW, UK
UKHW022101190726
13855UKWH00002B/568

9 782012 986657